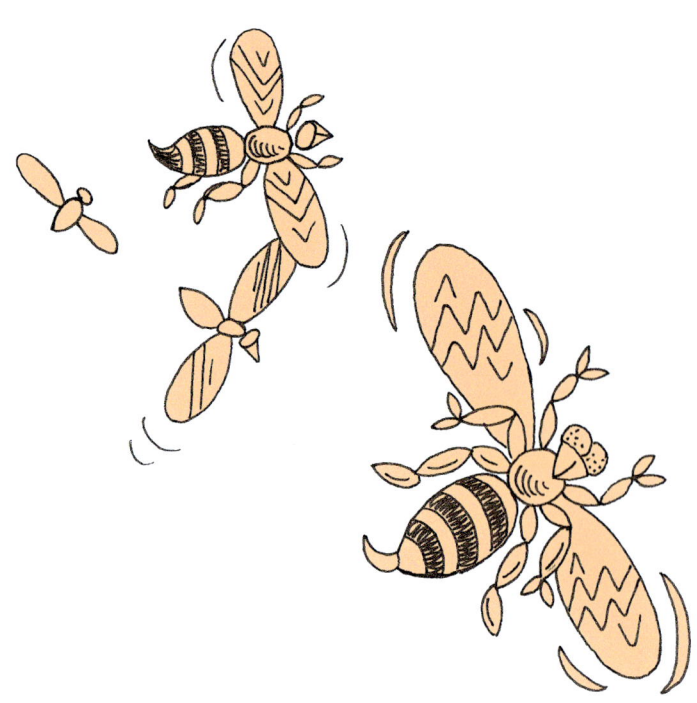

APUNTES DE ANATOMÍA

Herrera
APUNTES
DE
ANATOMÍA

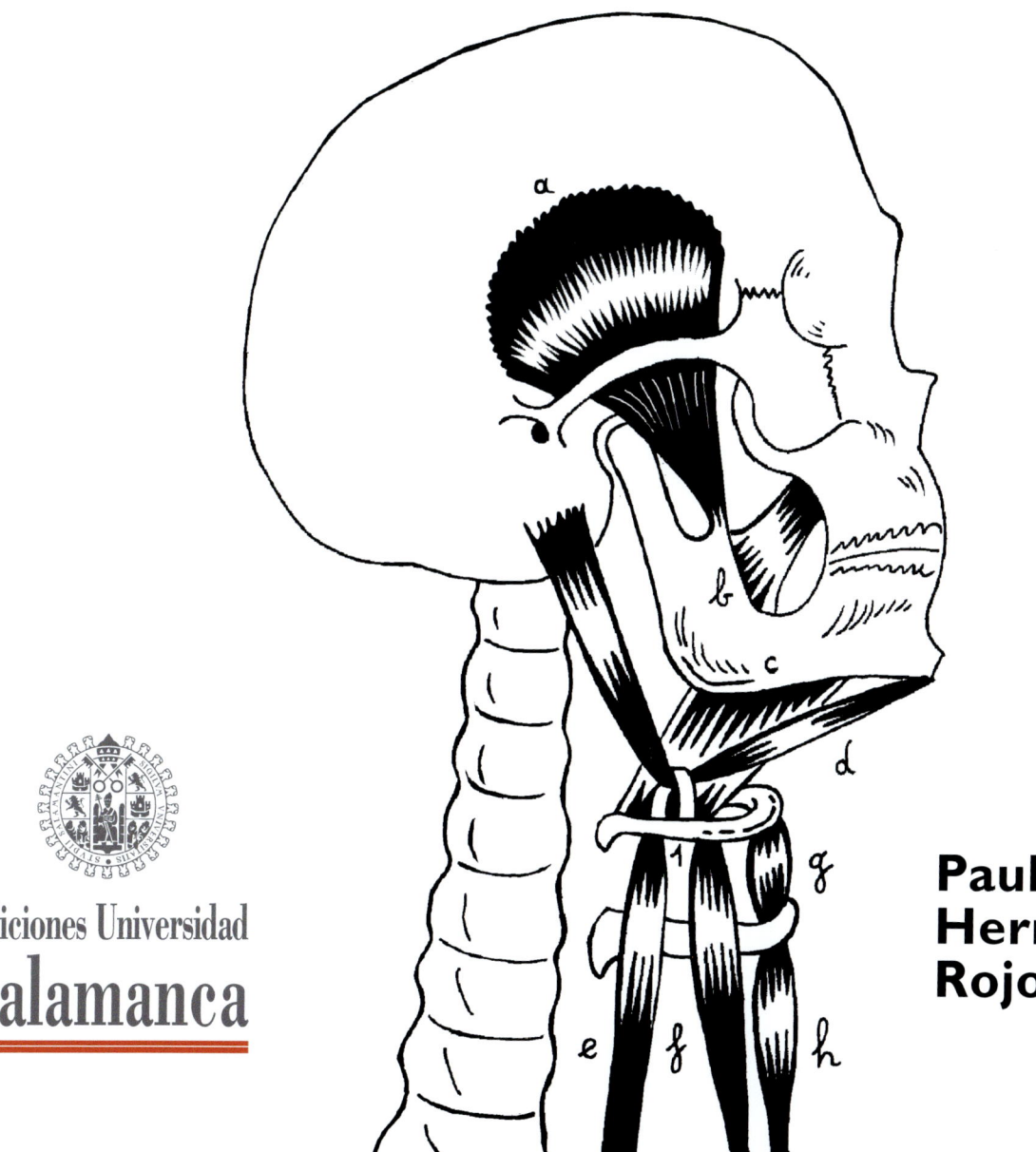

Ediciones Universidad
Salamanca

**Paulino
Herrera
Rojo**

LIBROS PRÁCTICOS, 46

© Ediciones Universidad de Salamanca
y Paulino Herrera Rojo

1.ª edición: diciembre, 2025

ISBN 978-84-1091-164-2
ISBN 978-84-1091-165-9 (PDF)
DL S 457-2025

Ediciones Universidad de Salamanca
eusal.es
eusal@usal.es

Impresión y encuadernación:
Safekat

Hecho en la UE - Made in EU

♠

Ediciones Universidad de Salamanca es miembro
de Unión de Editoriales Universitarias Españolas
une.es

♠

HERRERA ROJO, Paulino, autor
Apuntes de anatomía / Paulino Herrera Rojo.—1.ª edición: diciembre, 2025.—
Salamanca : Ediciones Universidad de Salamanca, [2025]
114 páginas : principalmente ilustraciones. —(Libros prácticos ; 46)
DL S 457-2025.—ISBN 978-84-1091-164-2.—ISBN 978-84-1091-165-9 (PDF)
1. Anatomía humana - Obras ilustradas.
611(084)

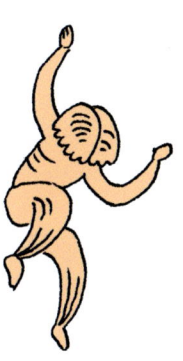

ÍNDICE

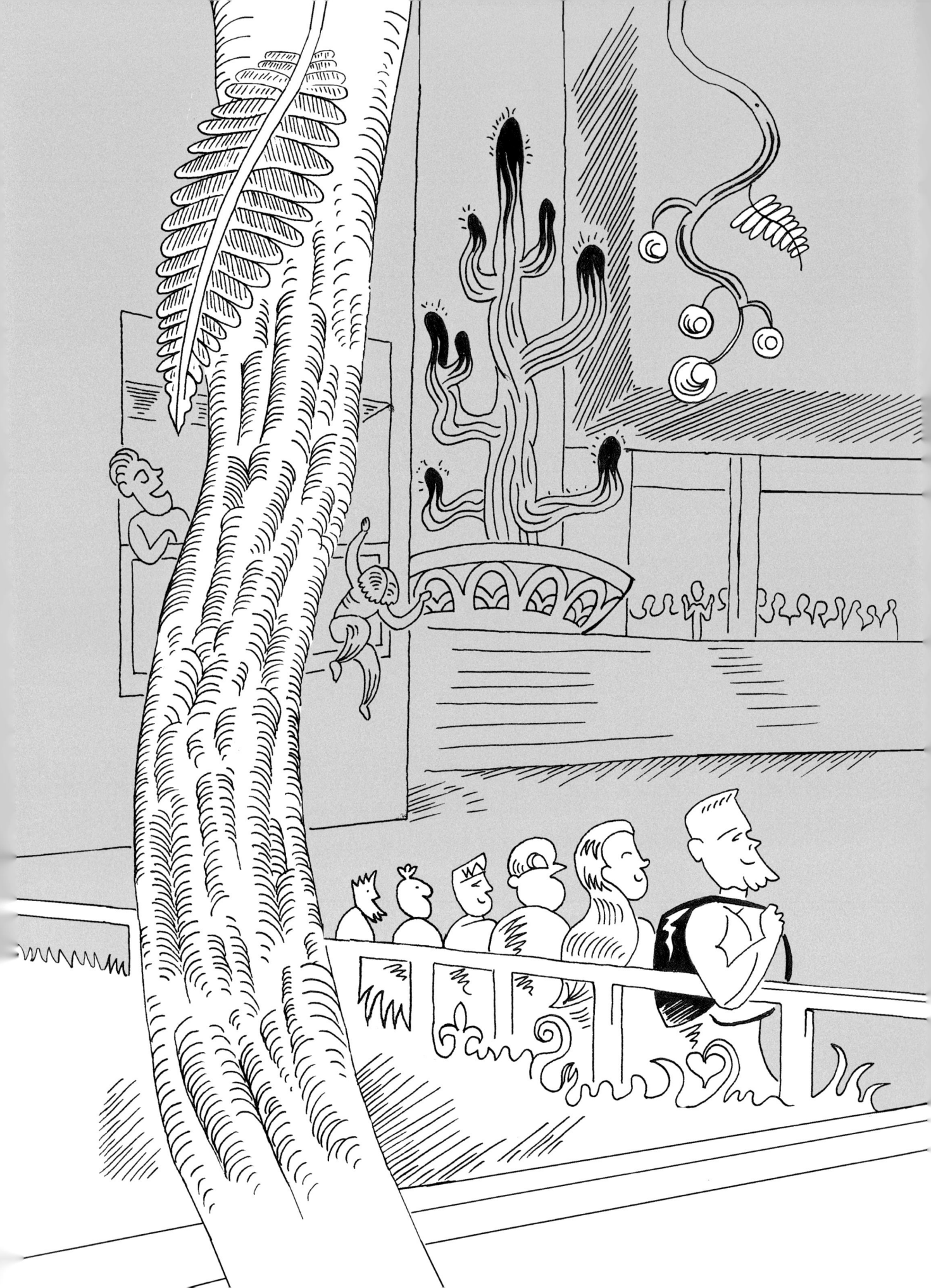

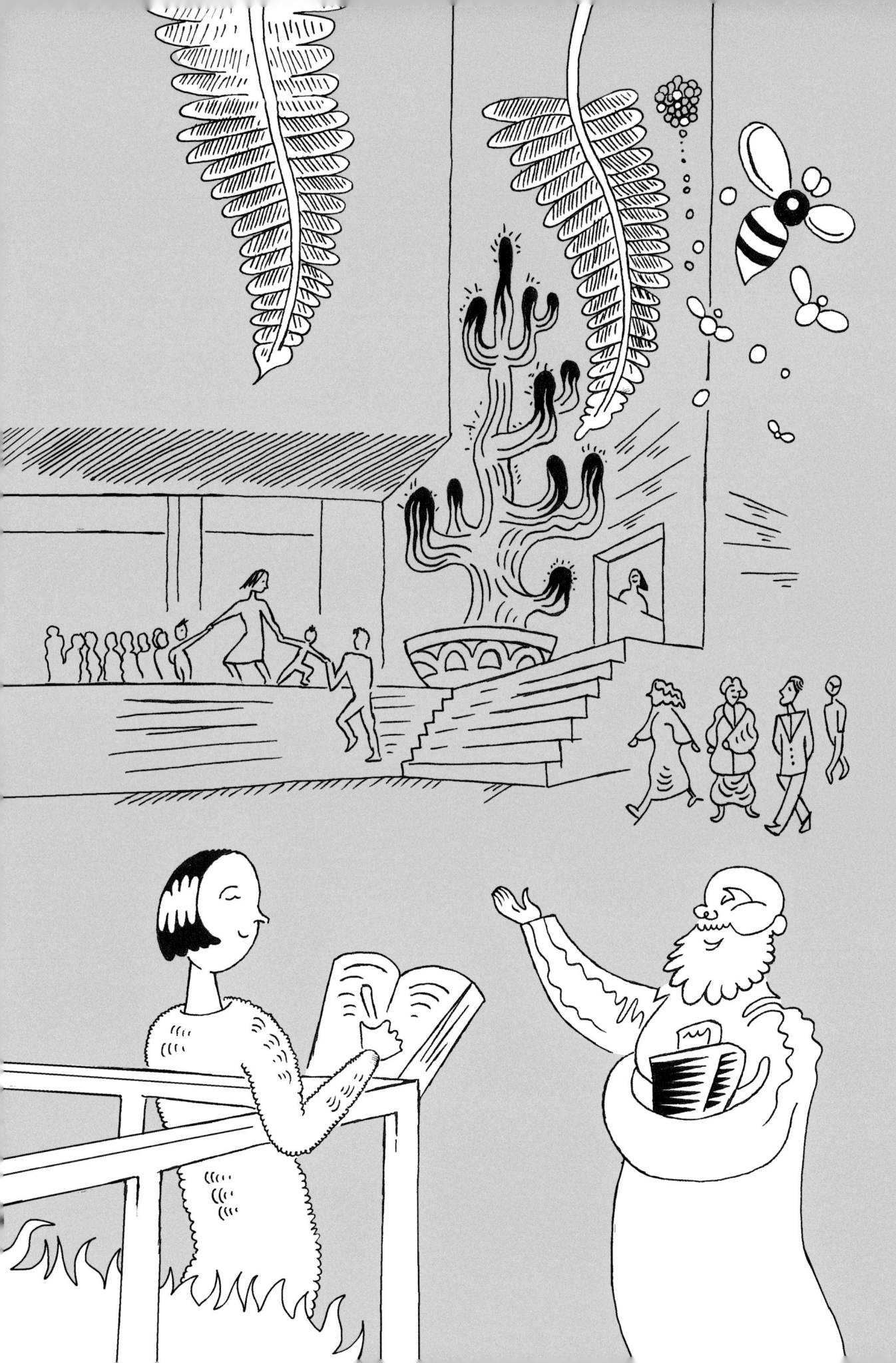

PRÓLOGO

La primera página de este libro no es una introducción: es un espejo. Muestra una fotografía del lugar en el que el autor realizó su formación en anatomía. Un lugar silencioso, donde unas abejas rompen la quietud del espacio, y el autor aparece representado a sí mismo más pequeño que los demás.

Esa imagen es el punto de partida de una transformación. Es la historia de quien un día se sintió diminuto ante el conocimiento, y que, a través de la fusión del arte y la anatomía, aprendió a ocupar su propio lugar en el mundo.

Este libro nació de un proceso de reconciliación y crecimiento personal y profesional, de la necesidad vital de comprender para pertenecer. Es una obra artesanal, escrita a mano y dibujada con la precisión del anatomista y la sensibilidad del artista. En sus páginas, cuerpo y mente se sincronizan en planos de huesos y músculos trazados en tonos rojos, blancos y beige oscuro: un lenguaje visual donde la forma se convierte en emoción y la anatomía en un acto de creación.

Cada trazo es una lección de anatomía, pero también una afirmación de vida. Lo que podría haber sido un atlas técnico se transforma aquí en una obra viva, donde la ciencia y la emoción se entrelazan para enseñar a mirar el cuerpo con RESPETO y asombro.

En la docencia de las ciencias de la salud, este libro ofrece mucho más que láminas y planos: propone una forma de aprender desde la propia experiencia, de descubrir cómo el conocimiento del cuerpo humano puede fortalecer la psicomotricidad, la AUTOESTIMA y el BIENESTAR PERSONAL.

Para su autor, este trabajo ha sido una forma de superación y reconciliación, es la prueba de que se ha transformado en el más grande de aquella clase.

Para el lector, puede convertirse en una puerta abierta hacia el autoconocimiento.

Entre sus páginas, las abejas reaparecen —silenciosas, laboriosas, persistentes— recordándonos que el aprendizaje y la creación, como ellas, se construyen con paciencia, alegría y movimiento.

Que este libro sirva no sólo como una herramienta para enseñar anatomía, sino como una invitación a redescubrir el cuerpo humano como una fuente de arte, conocimiento y transformación personal.

CONCEPCIÓN SOLANAS GUERRERO

Médico
Especialista en Medicina Preventiva y Salud Pública
Ex Directora del Centro de Estudios de la Administración Regional de Cantabria
Miembro del Comité de Ética de la Investigación con Medicamentos y Productos Sanitarios de Cantabria

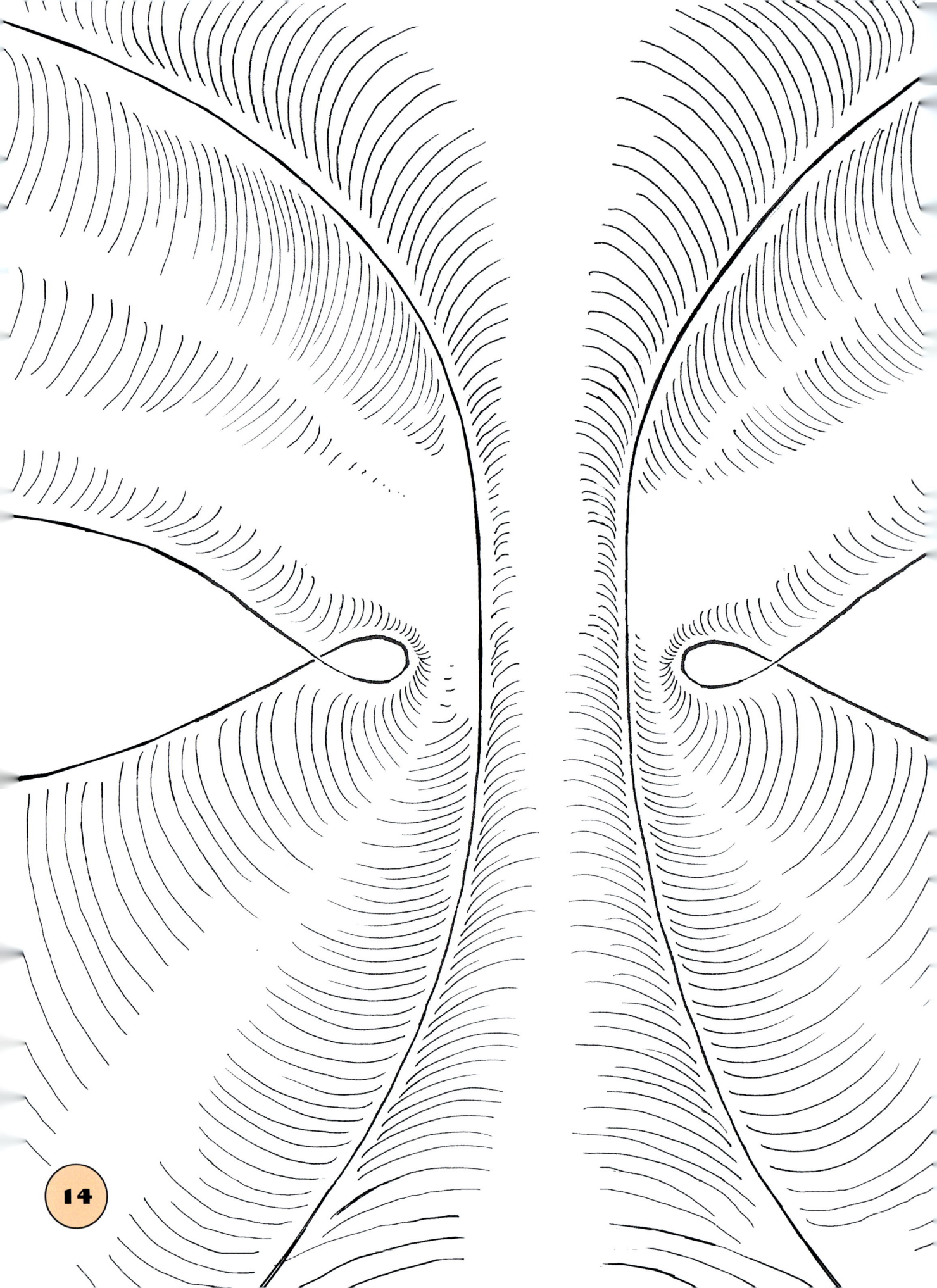

14

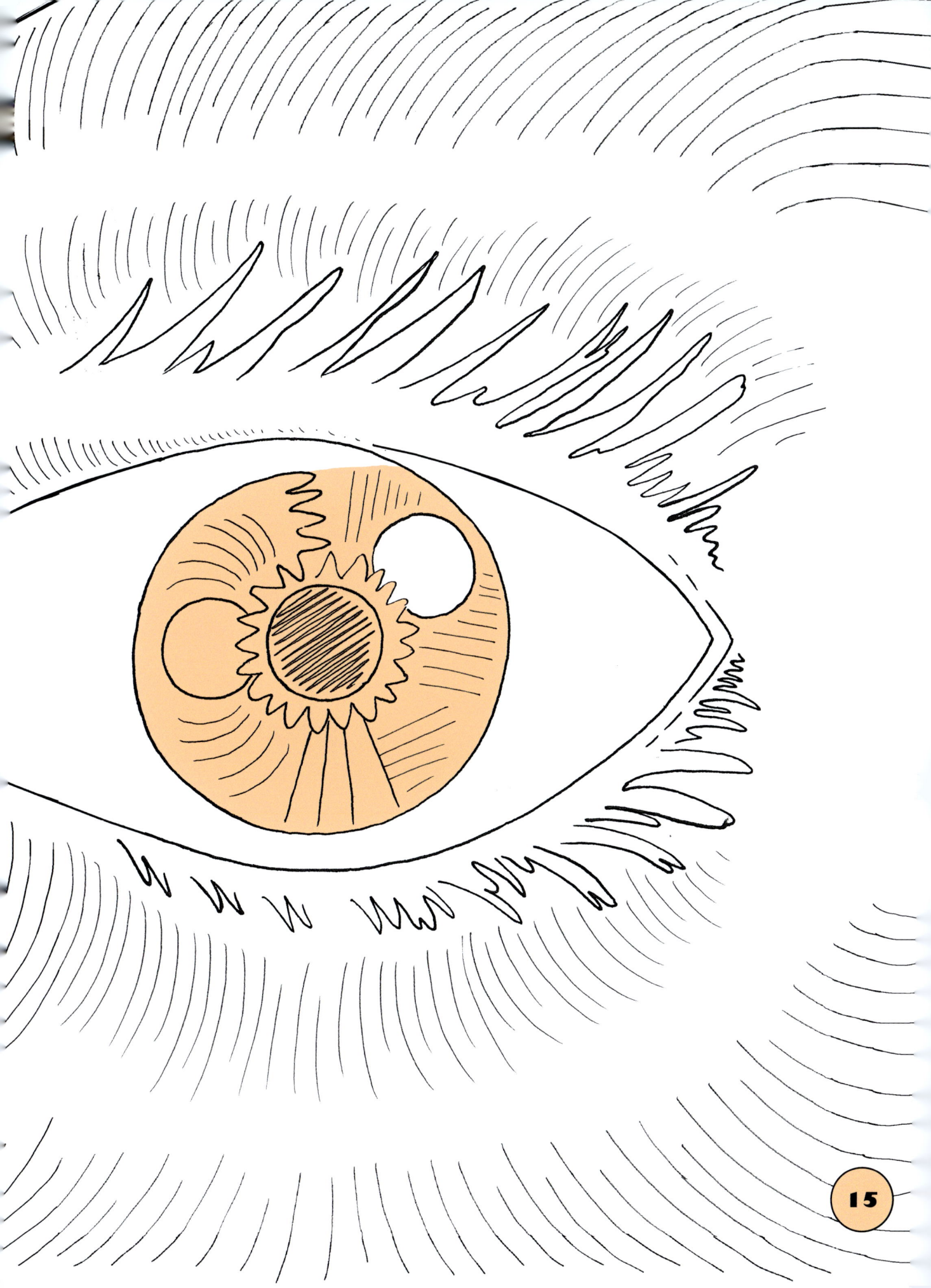

15

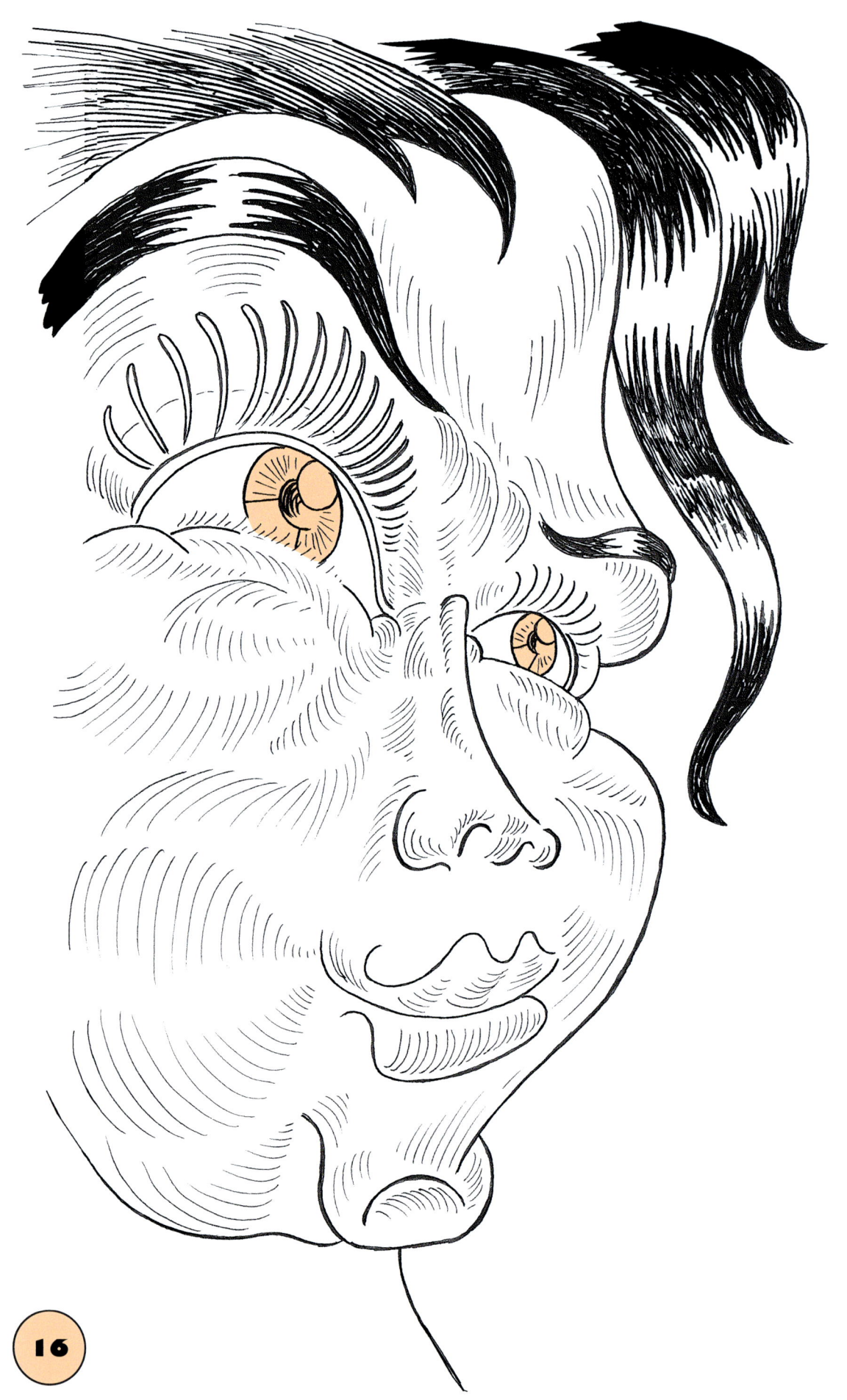

El juego de las piernas y la cadera al caminar, la destreza de las manos al manejar objetos con precisión, el discurrir de los alimentos a través del cuerpo, la expresión del rostro al plasmar emociones, el latir del corazón, la ejecución del habla para facilitar la comunicación verbal y el movimiento de algunos órganos de los sentidos como el enfoque de la mirada para ver con nitidez son acciones móviles del cuerpo humano.

Cuando estos movimientos son masivos son capaces incluso de desplazar el cuerpo entero y provocar su marcha. Su conjunto se conoce como el Sistema Locomotor. Mueve las piernas, los brazos, la espalda y la mandíbula con fuerza.

Su estudio nos interesa por dos razones.

Comprender estos movimientos para poder reconstruirlos y así hacer frente a lesiones y patologías.

Y entender mejor el conjunto del cuerpo. El estudio del Sistema Locomotor tiene un interés anatómico general por su integridad y presencia y puede complementar el entendimiento espacial de otros sistemas.

Se compone de Músculos, ligamentos y Huesos y hemos planteado una división del cuerpo en ocho territorios, el Pie, la Pierna y Rodilla, el Muslo y Cadera, el Raquis, la Cintura Escapular, el Brazo, la Mano y el Rostro.

El SiStEMa óSEo

El Pie

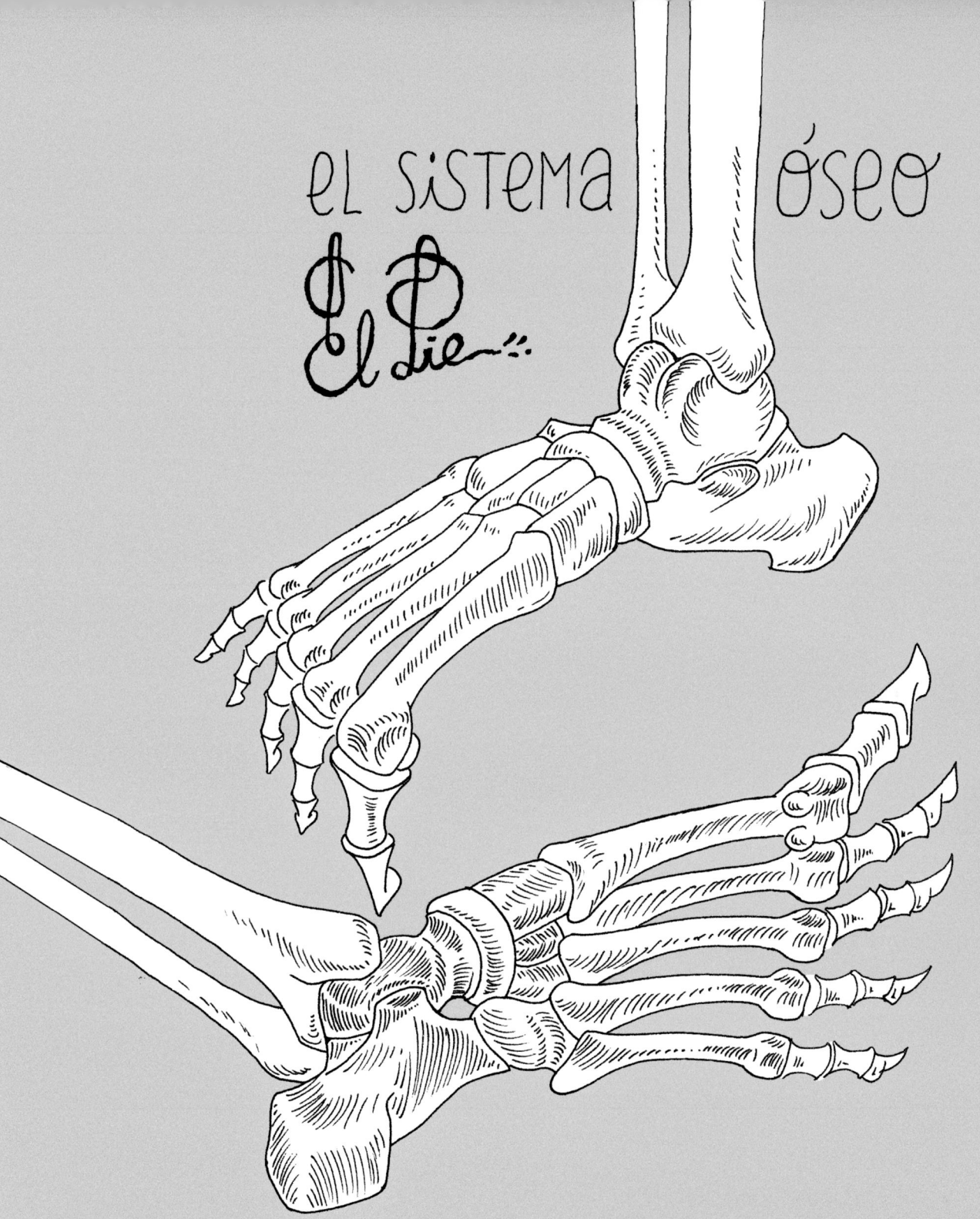

1ª a 5ª Falanges Distales [1]
1ª a 4ª Falanges Intermedias [2]
1ª a 5ª Falanges Proximales [3]
1er a 5º Metatarsianos [4]

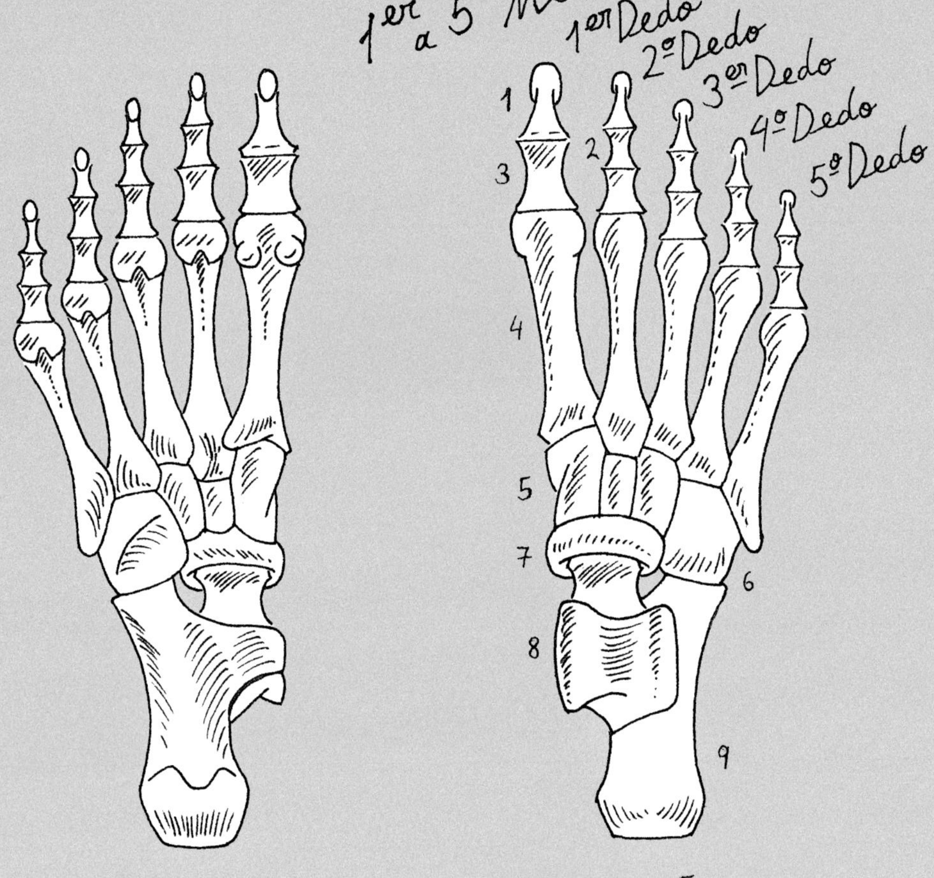

1er Dedo
2º Dedo
3er Dedo
4º Dedo
5º Dedo

1ª a 3ª Cuñas [5]
Cuboides [6]
Navicular [7]
Astrágalo [8]
Calcáneo [9]

20

LOS LiGAMENTOS ESTABiLiZADORES

Sustentación del arco plantar. Vista plantar.

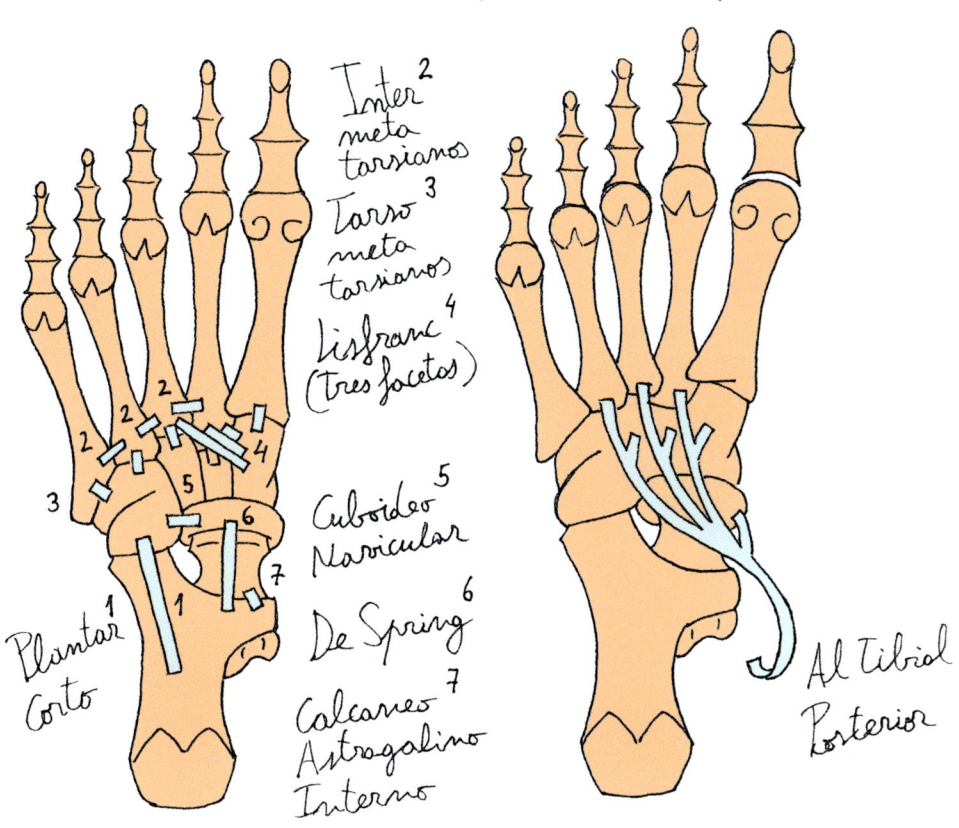

Inter 2
meta
tarsianos
Tarso 3
meta
tarsianos
Lisfranc 4
(Tres facetas)

Cuboideo 5
Navicular

De Spring 6

Calcaneo 7
Astragalino
Interno

Plantar 1
Corto

Al Tibial
Posterior

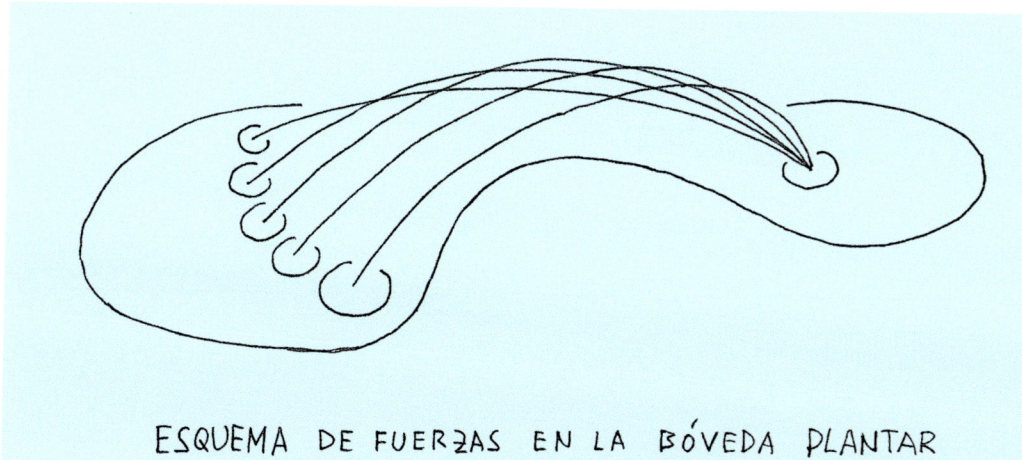

ESQUEMA DE FUERZAS EN LA BÓVEDA PLANTAR

Sustentación del arco plantar Vistas plantar y dorsal.

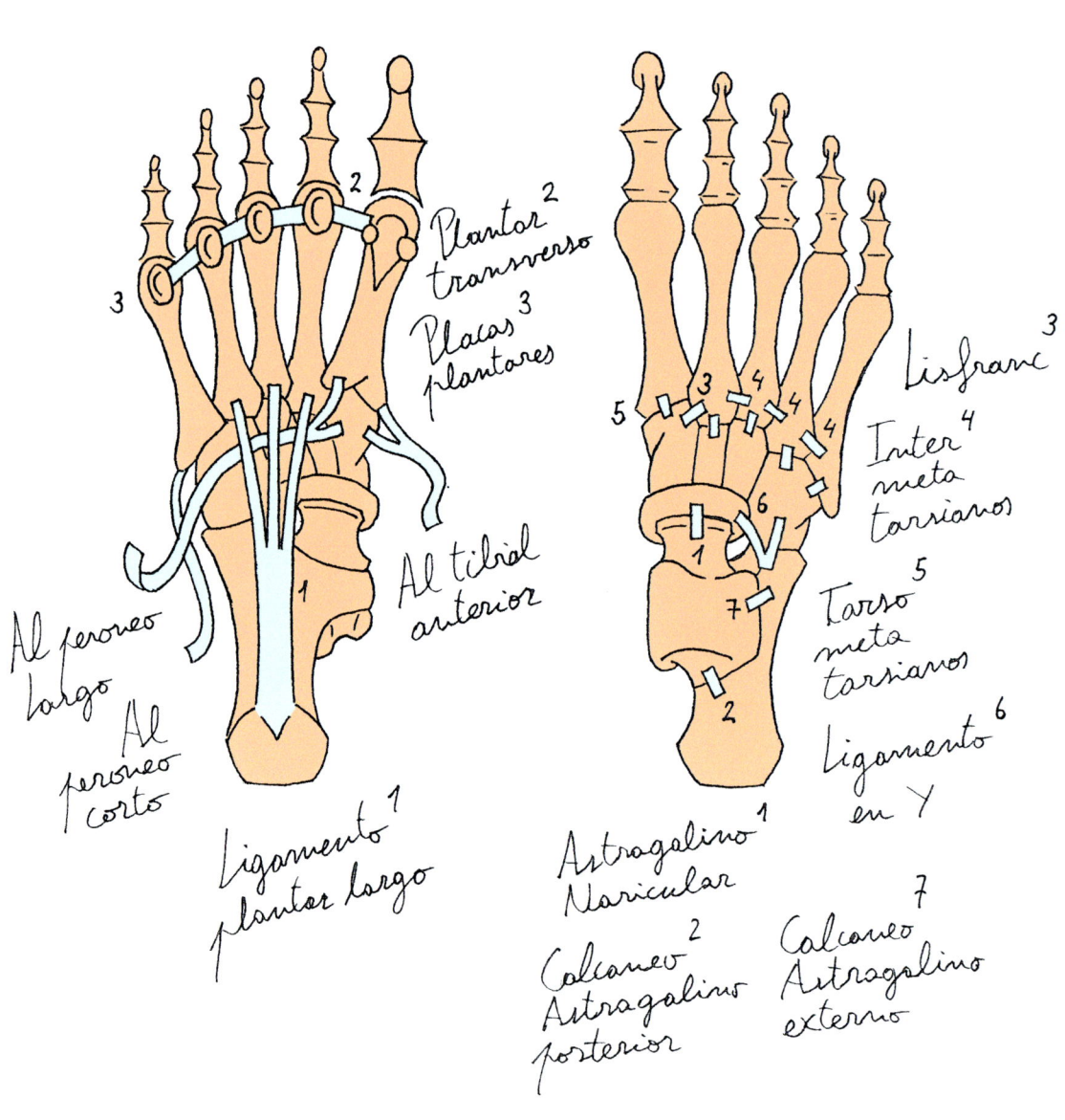

Plantar [2] transverso

Placas [3] plantares

Al tibial anterior

Al peroneo largo

Al peroneo corto

Ligamento [1] plantar largo

Lisfranc [3]

Inter [4] meta tarsianos

Tarso [5] meta tarsianos

Ligamento [6] en Y

Astragalino [1] Navicular

Calcaneo [2] Astragalino posterior

Calcaneo [7] Astragalino externo

22

LOS LiGAMENTOS DiNÁMiCOS

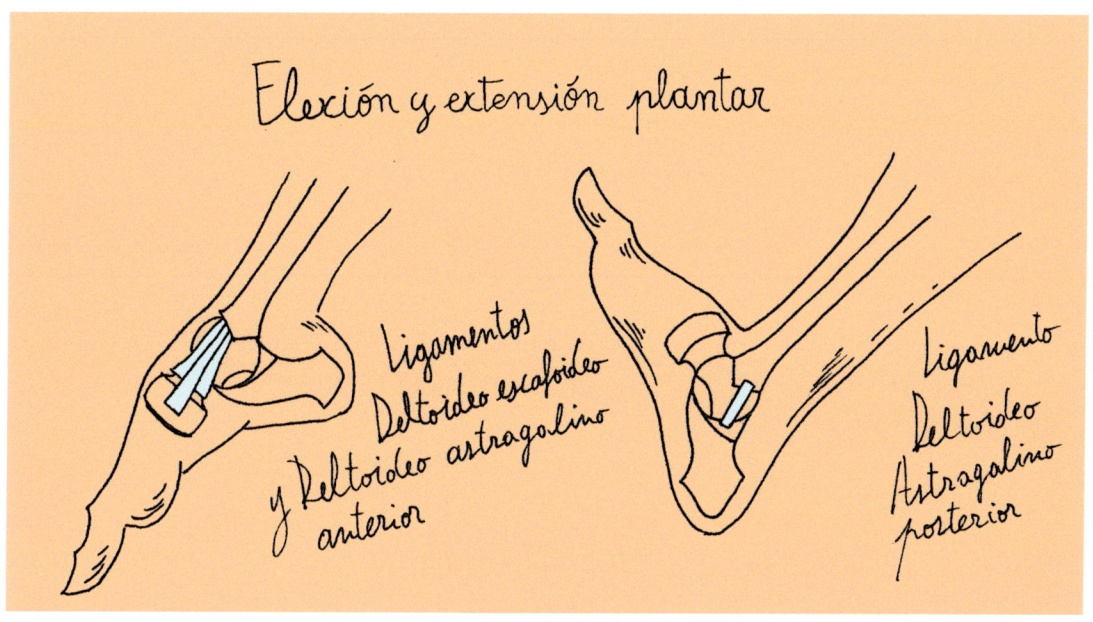

Elexión y extensión plantar

Ligamentos
Deltoideo escafoideo
y Deltoideo astragalino
anterior

Ligamento
Deltoideo
Astragalino
posterior

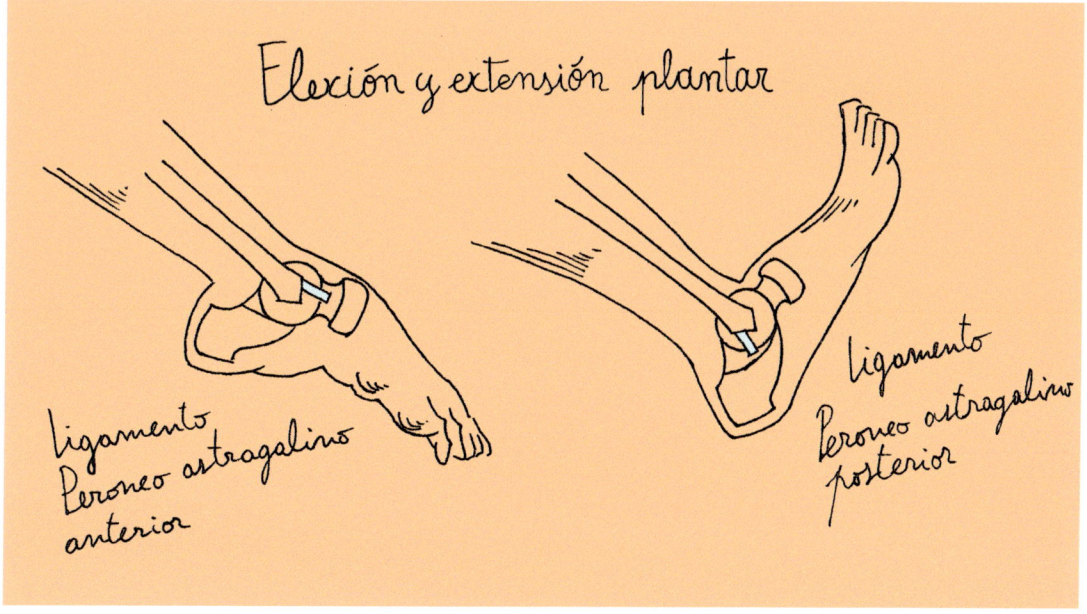

Elexión y extensión plantar

Ligamento
Peroneo astragalino
anterior

Ligamento
Peroneo astragalino
posterior

Pronación y supinación de tobillo

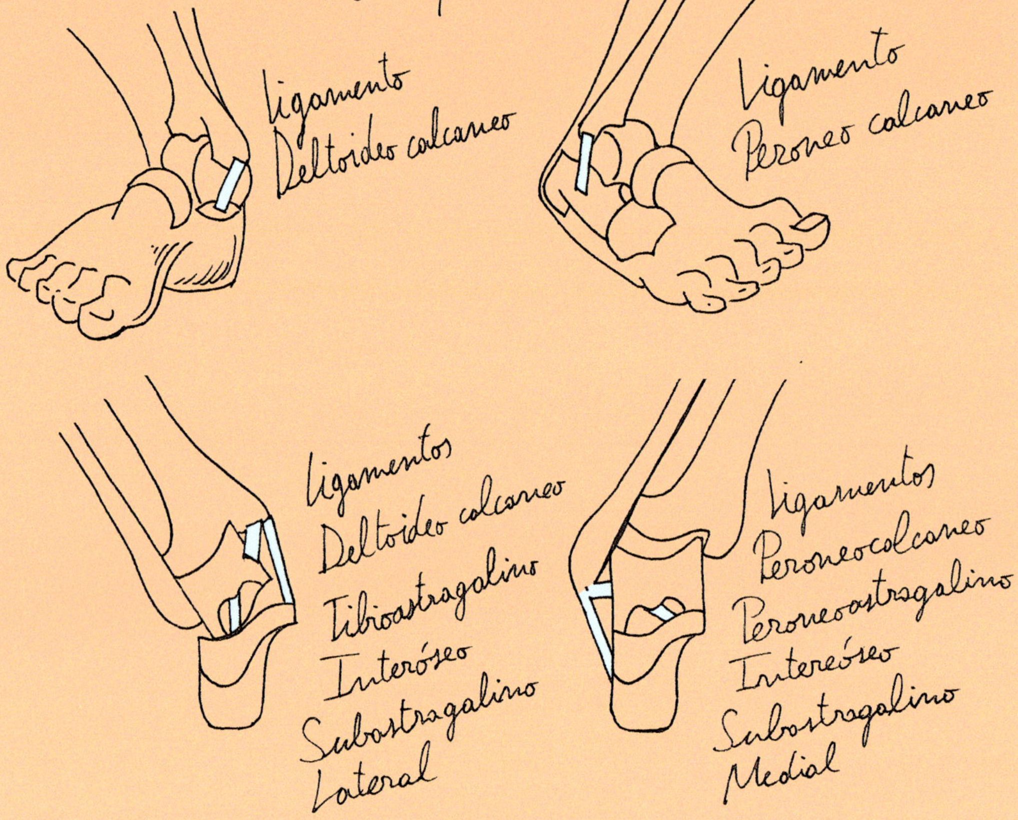

Ligamento
Deltoideo calcaneo

Ligamento
Peroneo calcaneo

Ligamentos
Deltoideo calcaneo
Tibioastragalino
Interóseo
Subastragalino
Lateral

Ligamentos
Peroneocalcaneo
Peroneoastragalino
Intereóseo
Subastragalino
Medial

Abducción y Aducción de tobillo

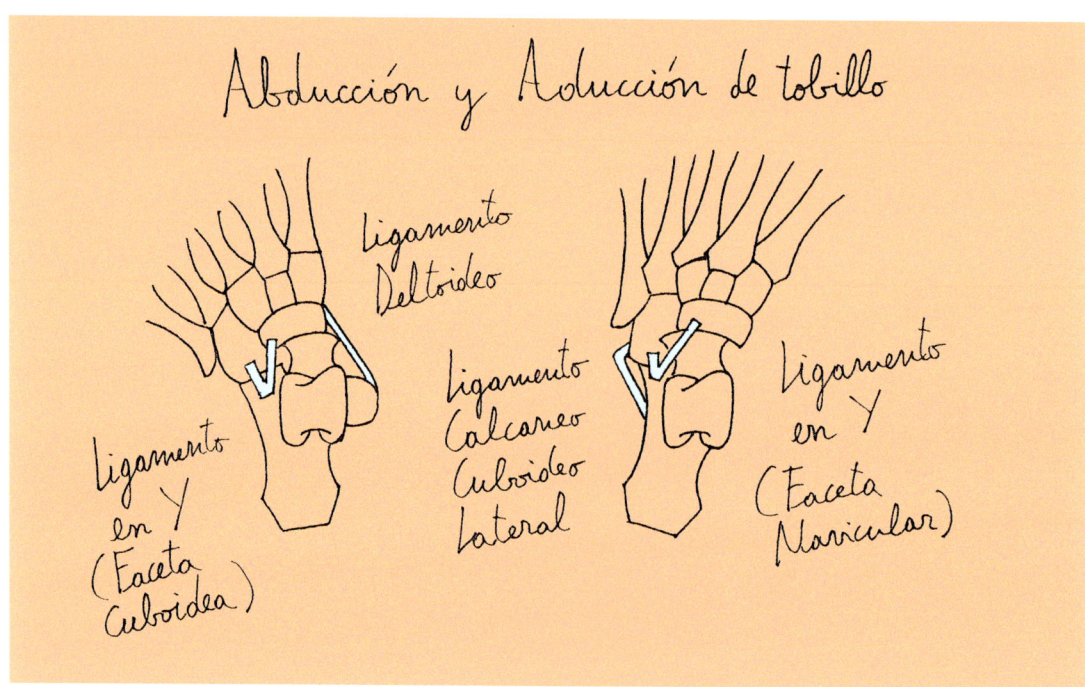

Ligamento
Deltoideo

Ligamento
Calcaneo
Cuboideo
Lateral

Ligamento
en Y
(Faceta
Cuboidea)

Ligamento
en Y
(Faceta
Navicular)

24

Extensión Falángica

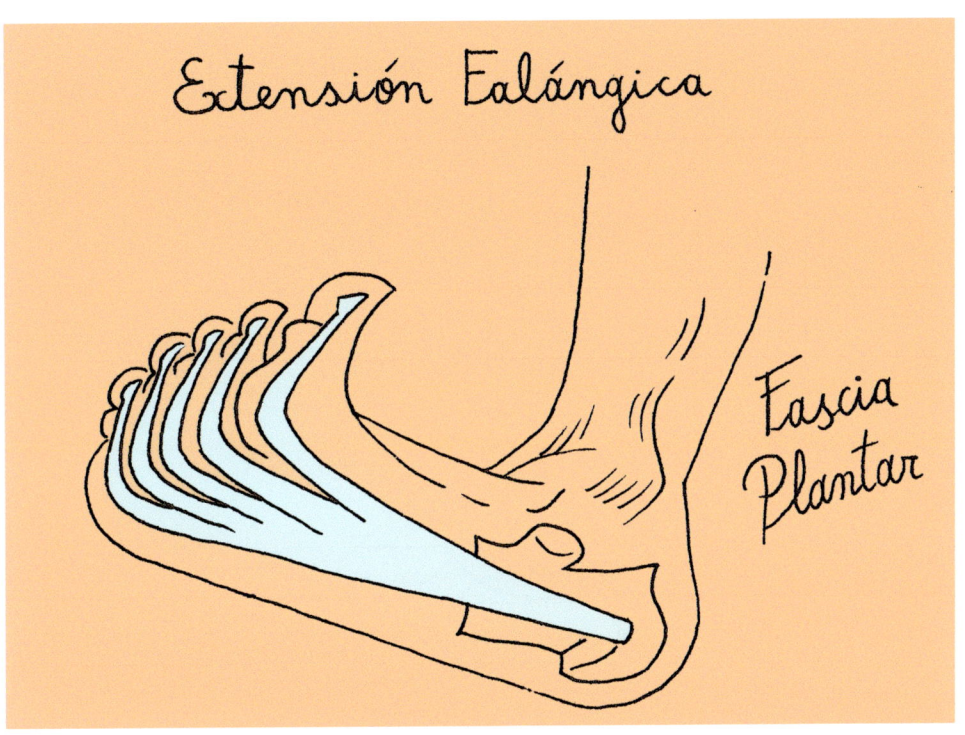

Fascia Plantar

Extensión Carpiana

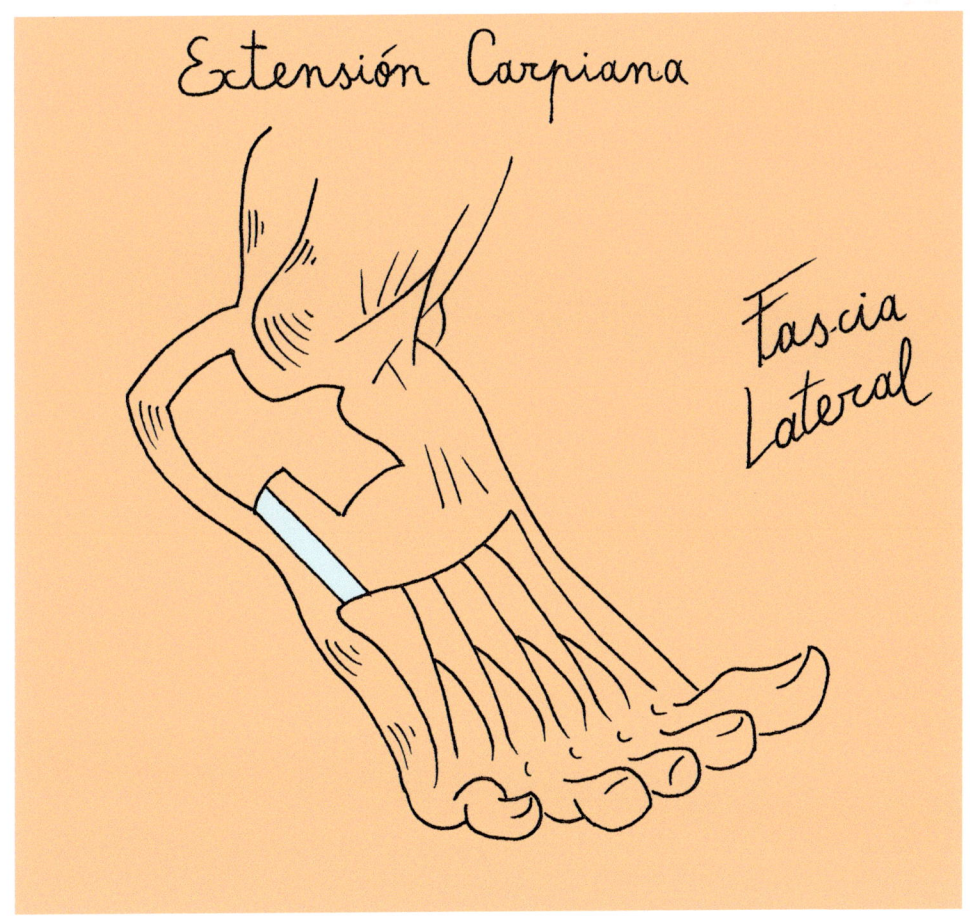

Fascia Lateral

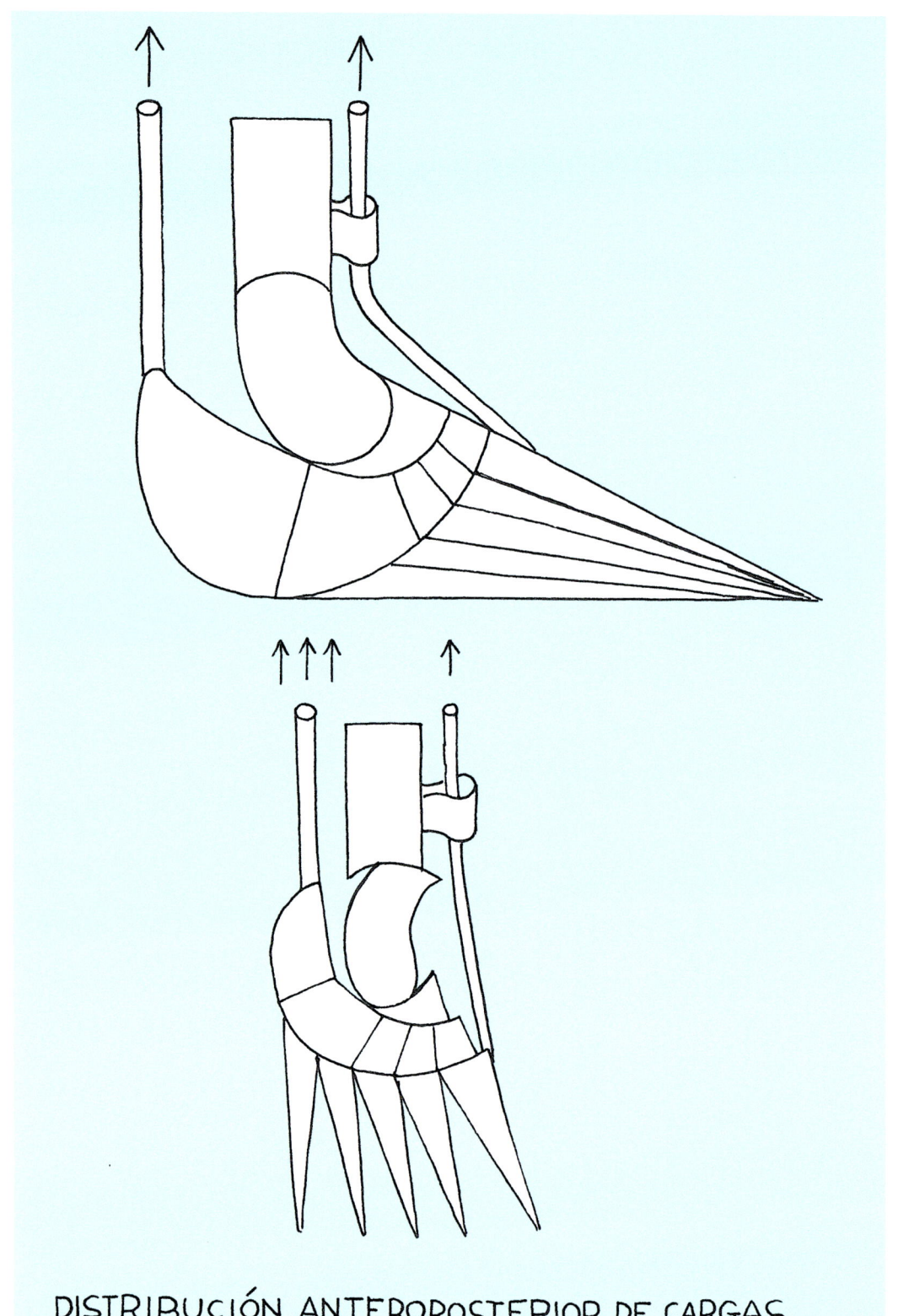

DISTRIBUCIÓN ANTEROPOSTERIOR DE CARGAS

26

Visión dorsal

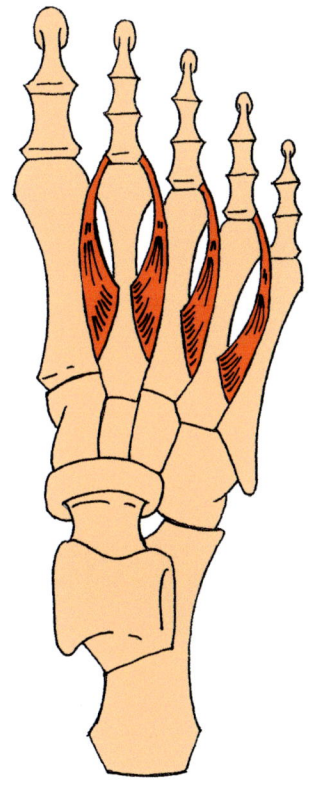

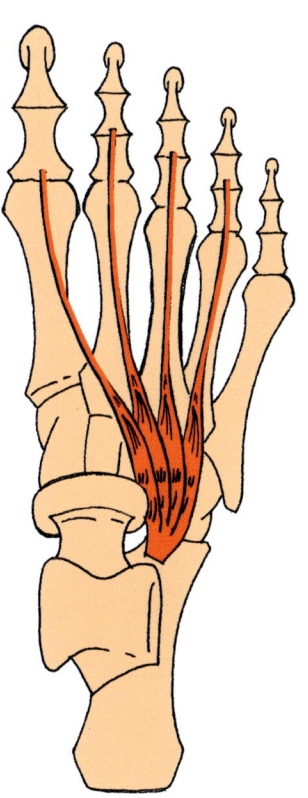

Músculos
Interoseos
Dorsales

Músculo
Pedio

27

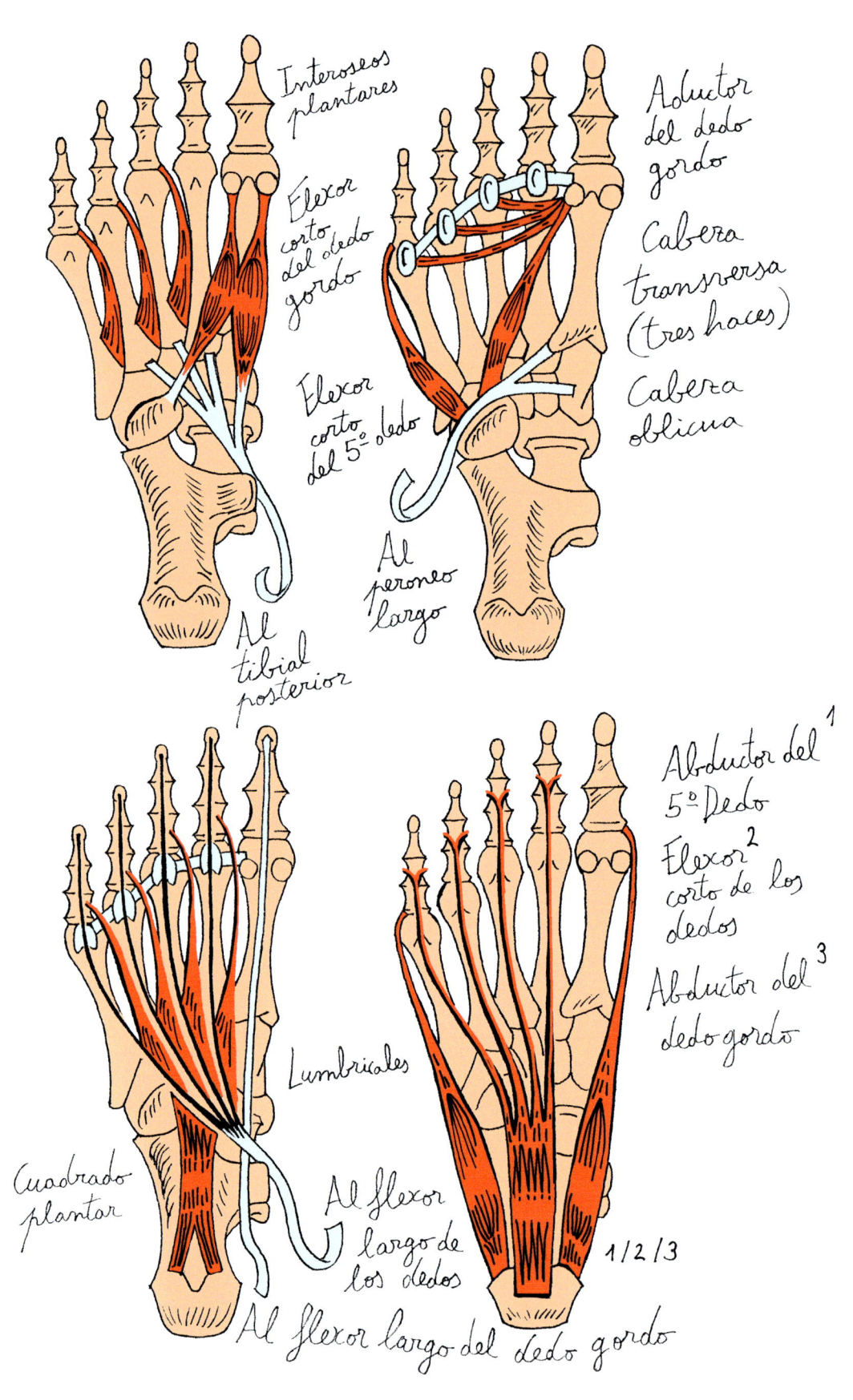

Interoseos plantares

Flexor corto del dedo gordo

Flexor corto del 5º dedo

Al tibial posterior

Aductor del dedo gordo

Cabeza transversa (tres haces)

Cabeza oblicua

Al peroneo largo

Lumbricales

Cuadrado plantar

Al flexor largo de los dedos

Al flexor largo del dedo gordo

Abductor del[1] 5º Dedo

Flexor[2] corto de los dedos

Abductor del[3] dedo gordo

1 / 2 / 3

28

EL SISTEMA ÓSEO Pierna y Rodilla

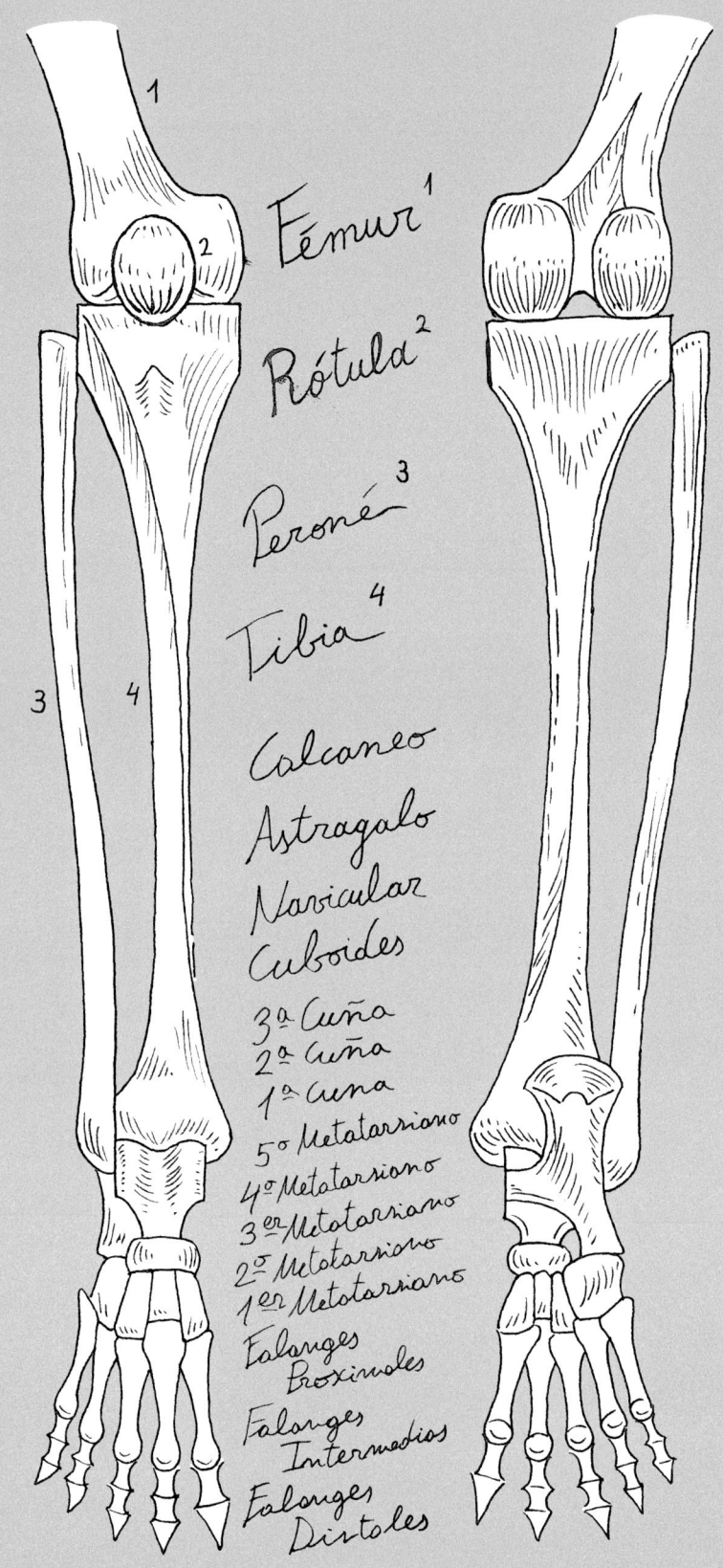

Fémur [1]

Rótula [2]

Peroné [3]

Tibia [4]

Calcaneo

Astragalo

Navicular

Cuboides

3ª Cuña

2ª Cuña

1ª Cuña

5º Metatarsiano

4º Metatarsiano

3er Metatarsiano

2º Metatarsiano

1er Metatarsiano

Falanges Proximales

Falanges Intermedias

Falanges Distales

LOS LIGAMENTOS ESTABILIZADORES

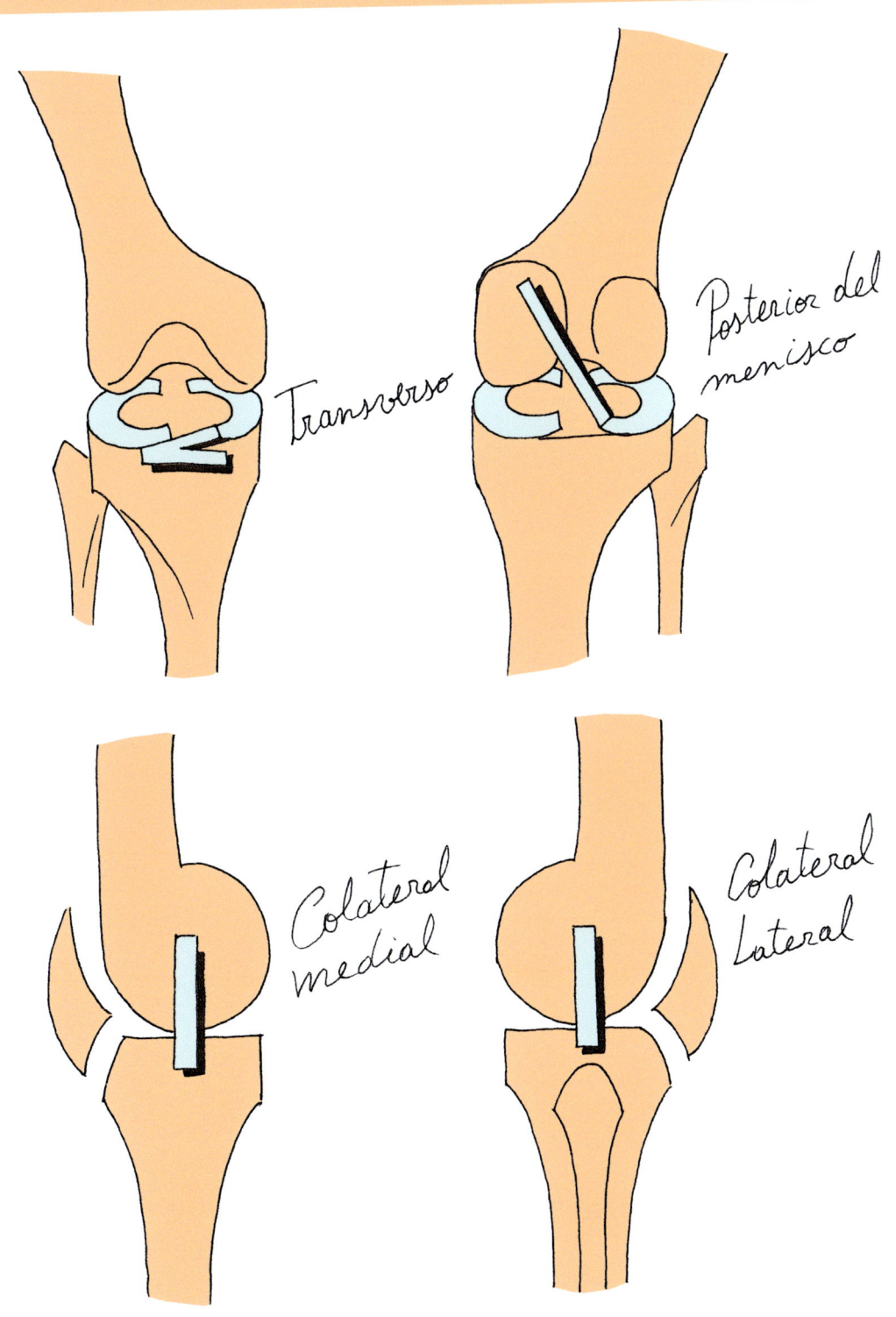

Transverso

Posterior del menisco

Colateral medial

Colateral Lateral

Retináculo
Superior
Peroneo
tibio
calcaneo
uncuneano

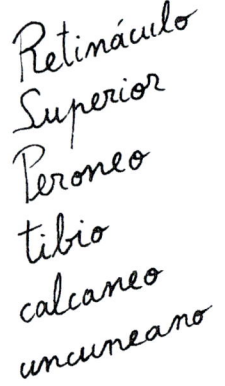
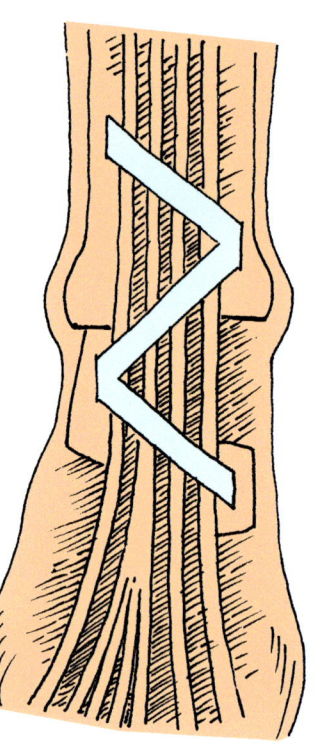

Al 3er Peroneo
Al Extensor Largo
de los Dedos
Al Extensor Largo
del dedo Gordo
Al Tibial Anterior

Retináculos
Inferiores
Calcáneos

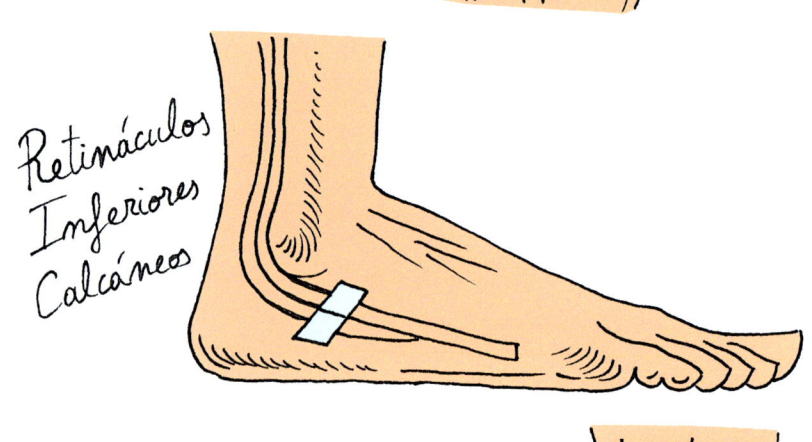

Al Peroneo
Largo
y
Al Peroneo
Corto

Retináculo
Inferior
Tibiocalcáneo

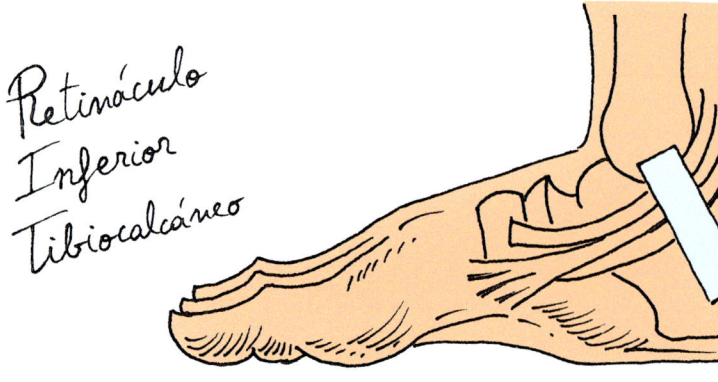

Al Tibial
Posterior
Al Flexor Largo
de los Dedos
y
Al Flexor Largo
del Dedo Gordo

LOS LiGAMENTOS DiNÁMICOS

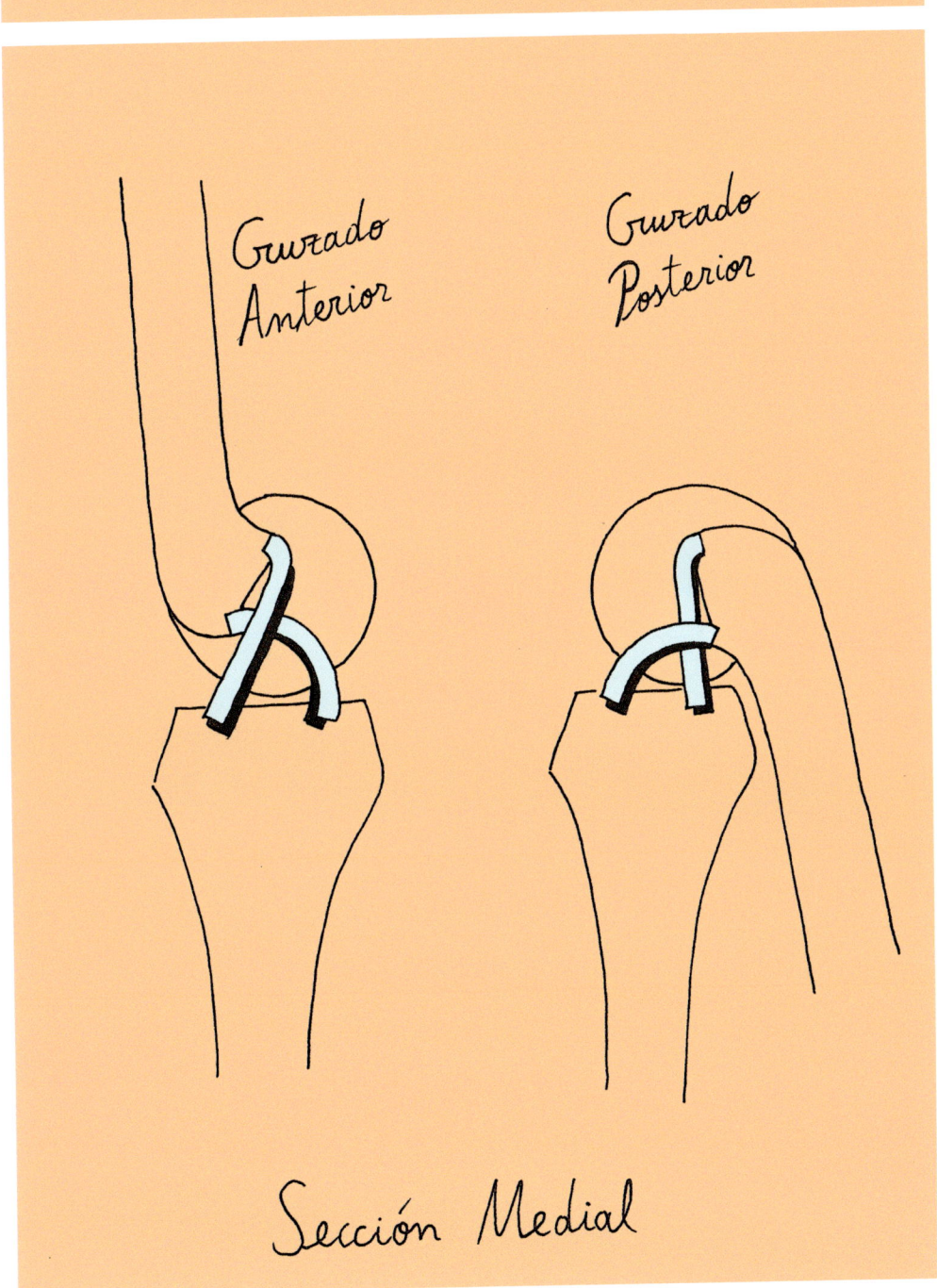

Cruzado Anterior

Cruzado Posterior

Sección Medial

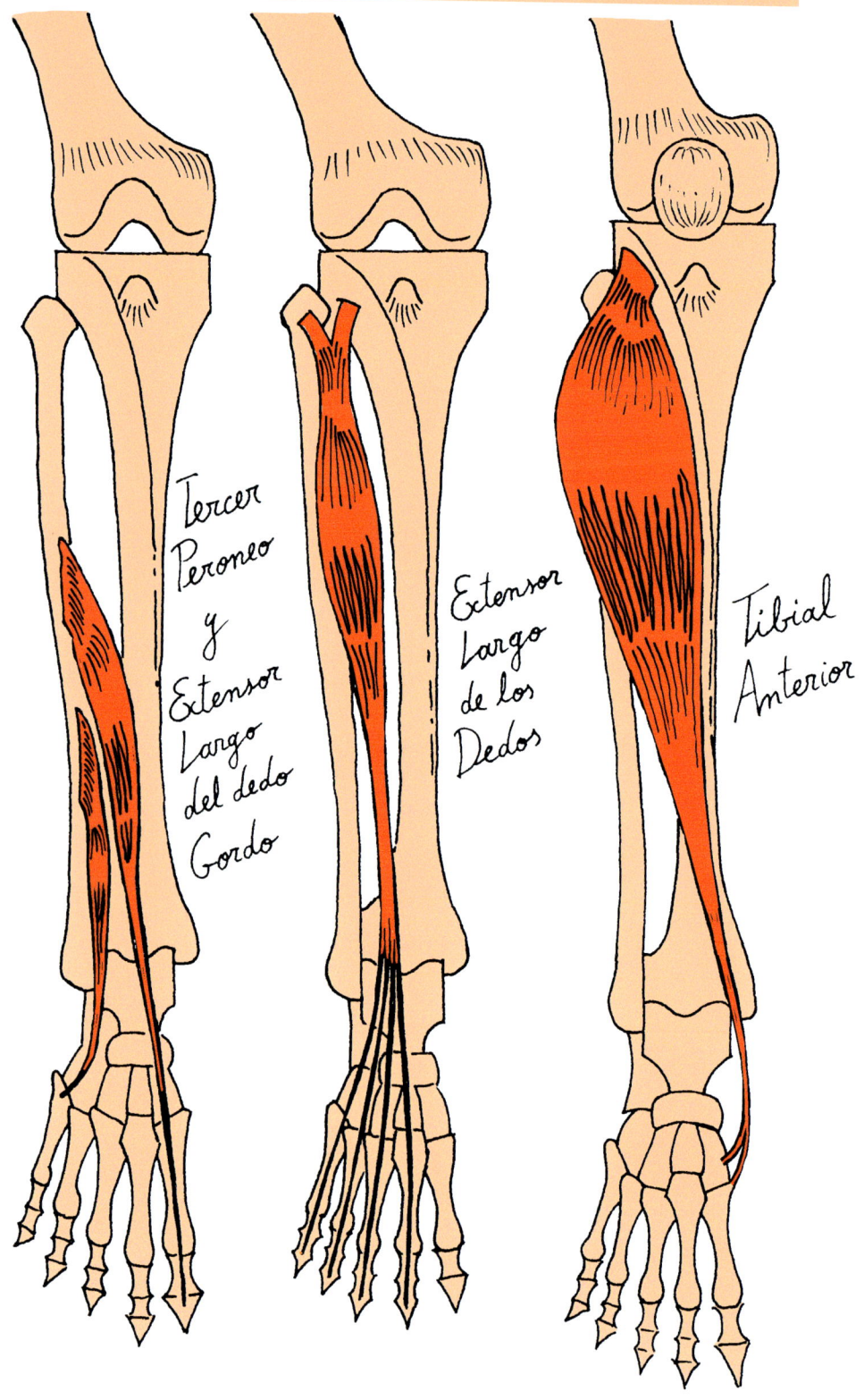

Tercer Peroneo y Extensor Largo del dedo Gordo

Extensor Largo de los Dedos

Tibial Anterior

34

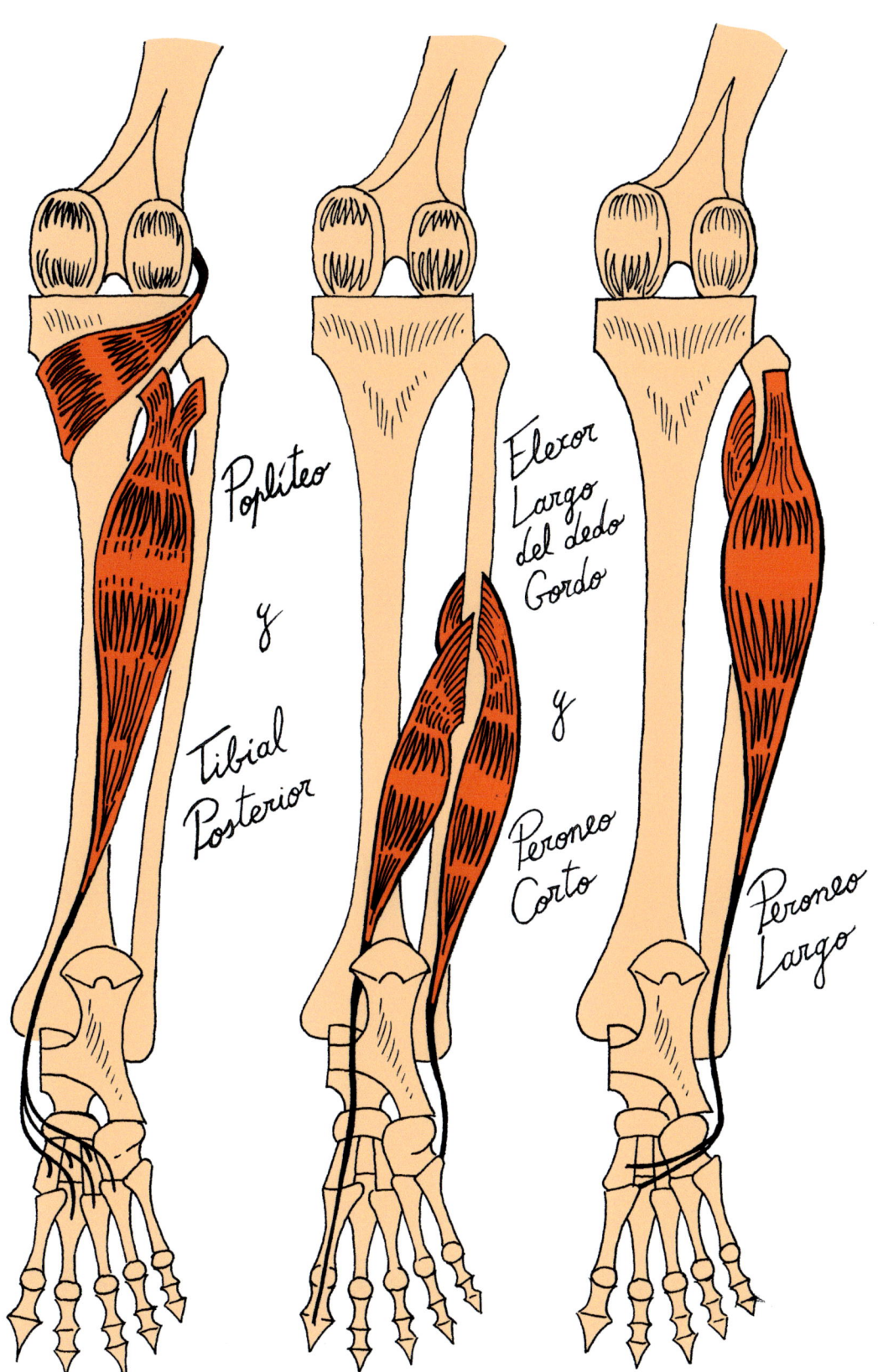

Poplíteo

y

Tibial
Posterior

Flexor
Largo
del dedo
Gordo

y

Peroneo
Corto

Peroneo
Largo

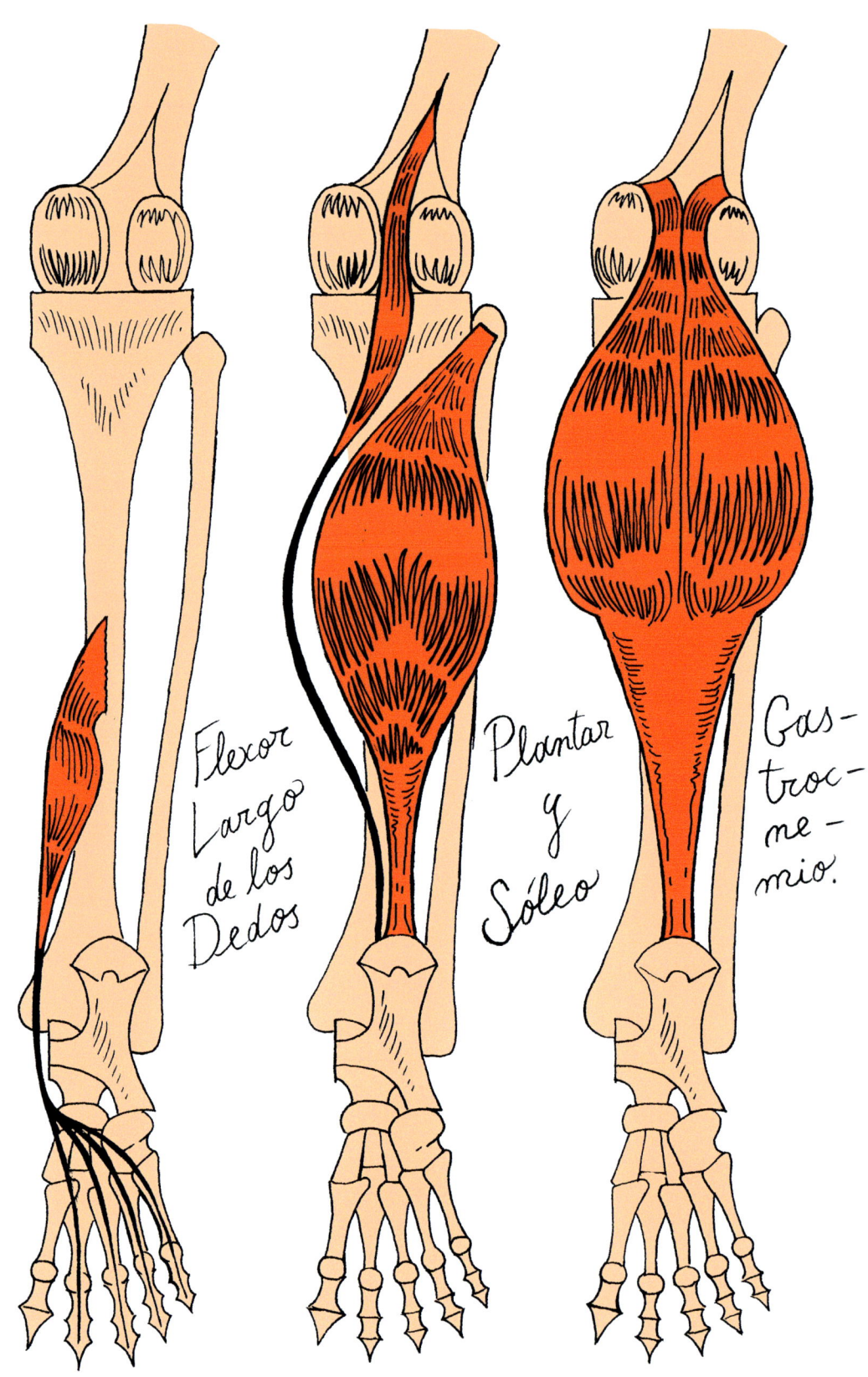

Flexor Largo de los Dedos

Plantar y Sóleo

Gastroc-ne-mio.

EL SISTEMA ÓSEO Muslo y Cadera

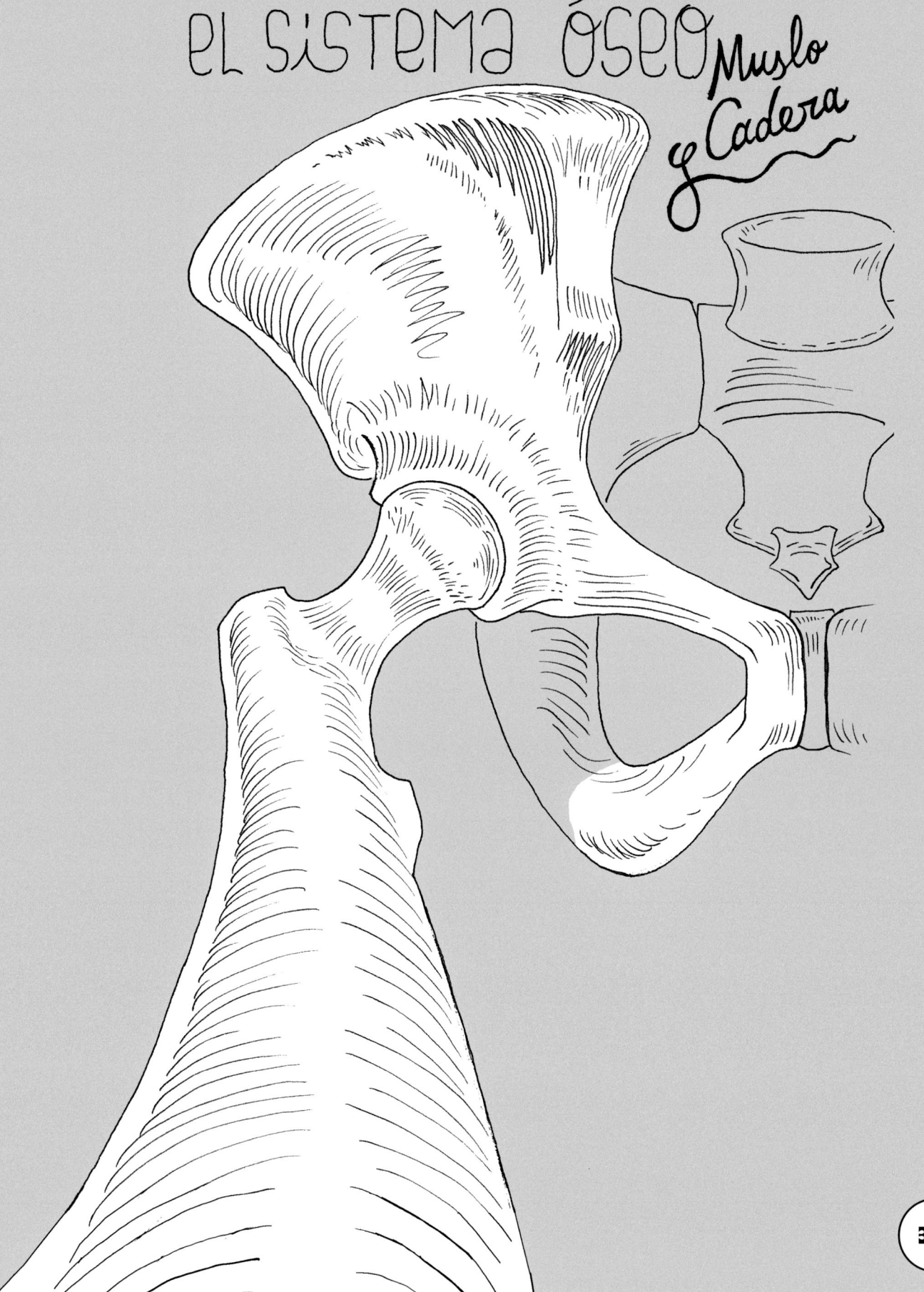

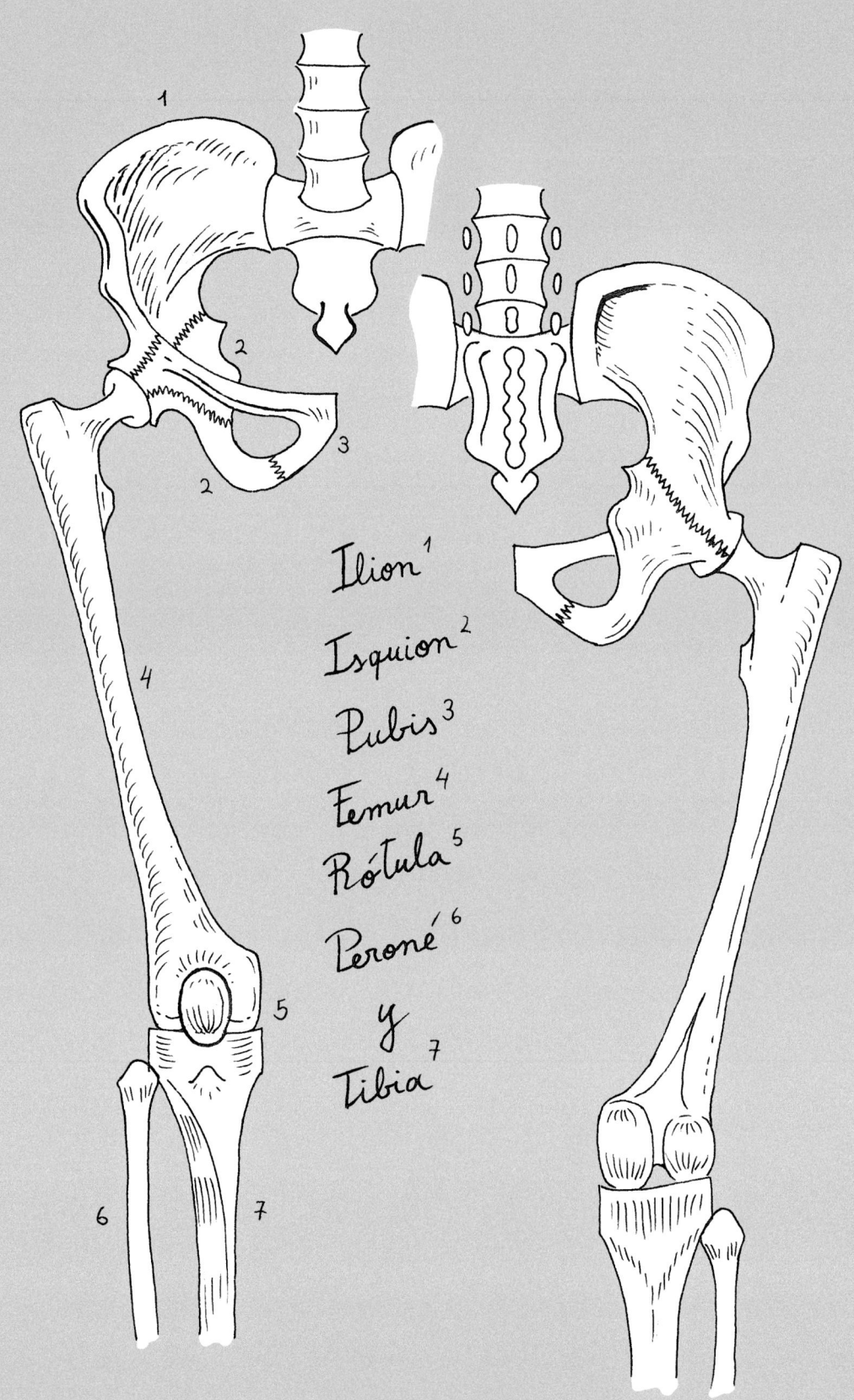

Ilion[1]

Isquion[2]

Pubis[3]

Femur[4]

Rótula[5]

Peroné[6]

y

Tibia[7]

LOS LIGAMENTOS DINÁMICOS

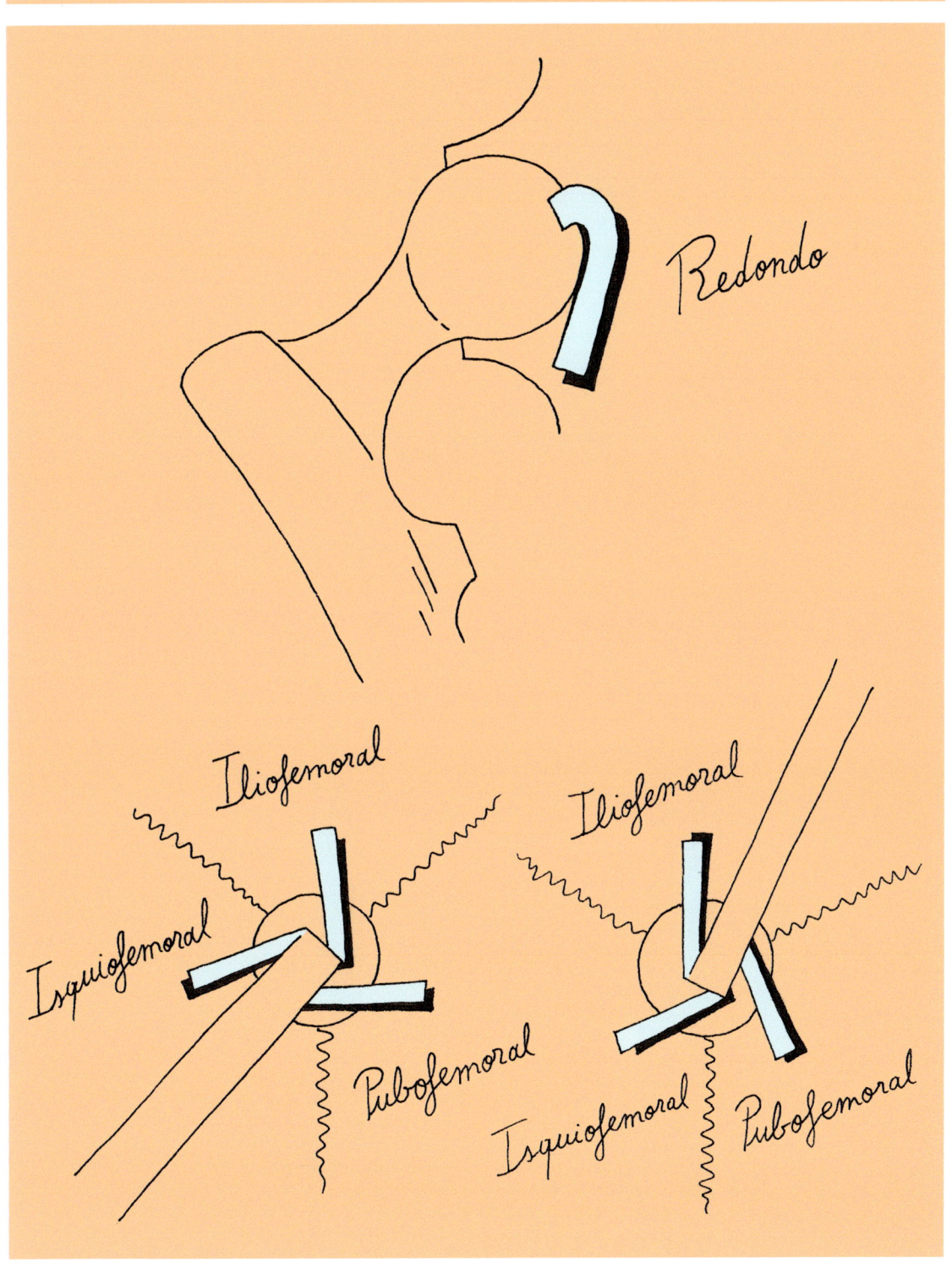

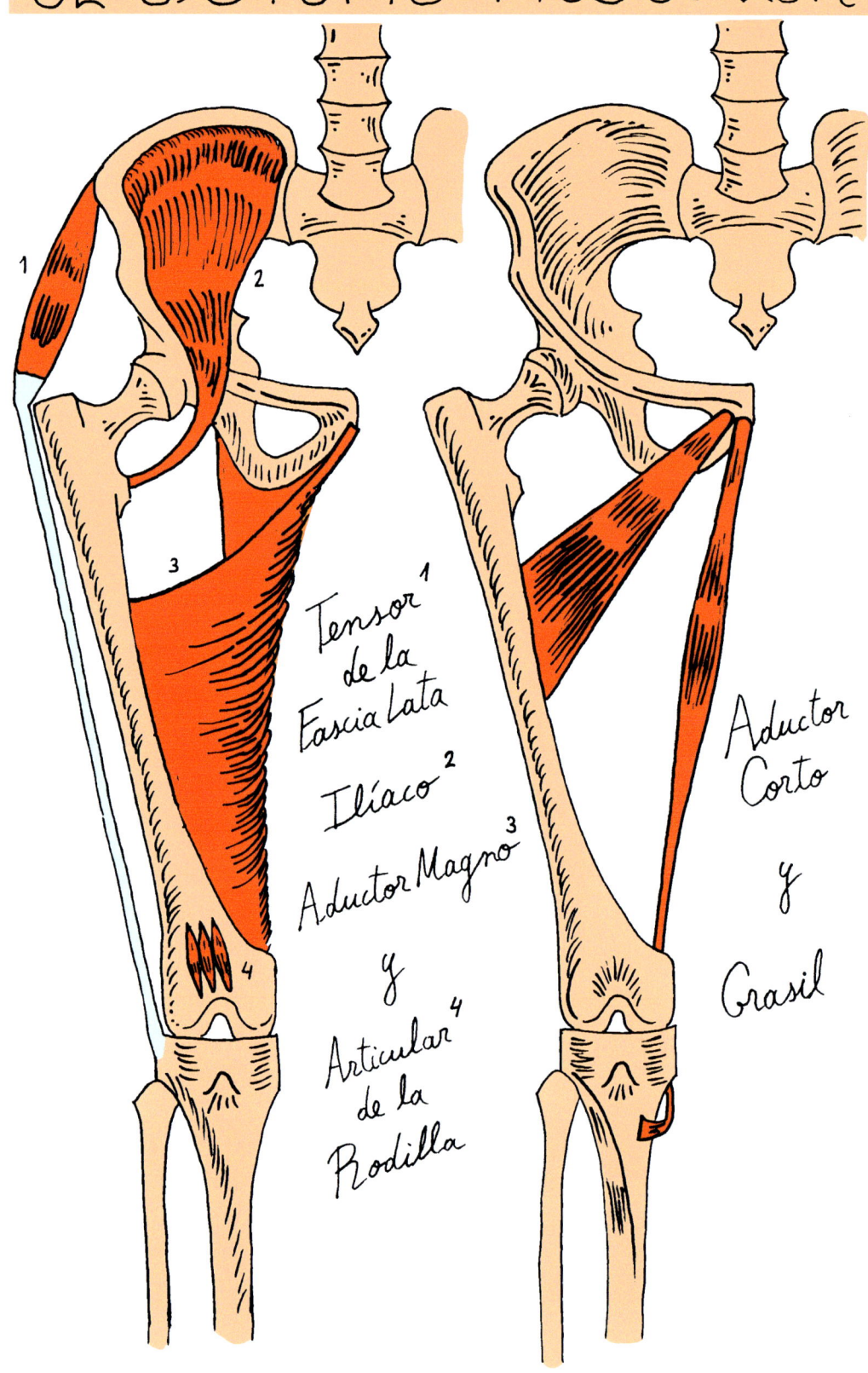

Tensor[1]
de la
Fascia Lata

Ilíaco[2]

Aductor Magno[3]

y

Articular[4]
de la
Rodilla

Aductor
Corto

y

Grasil

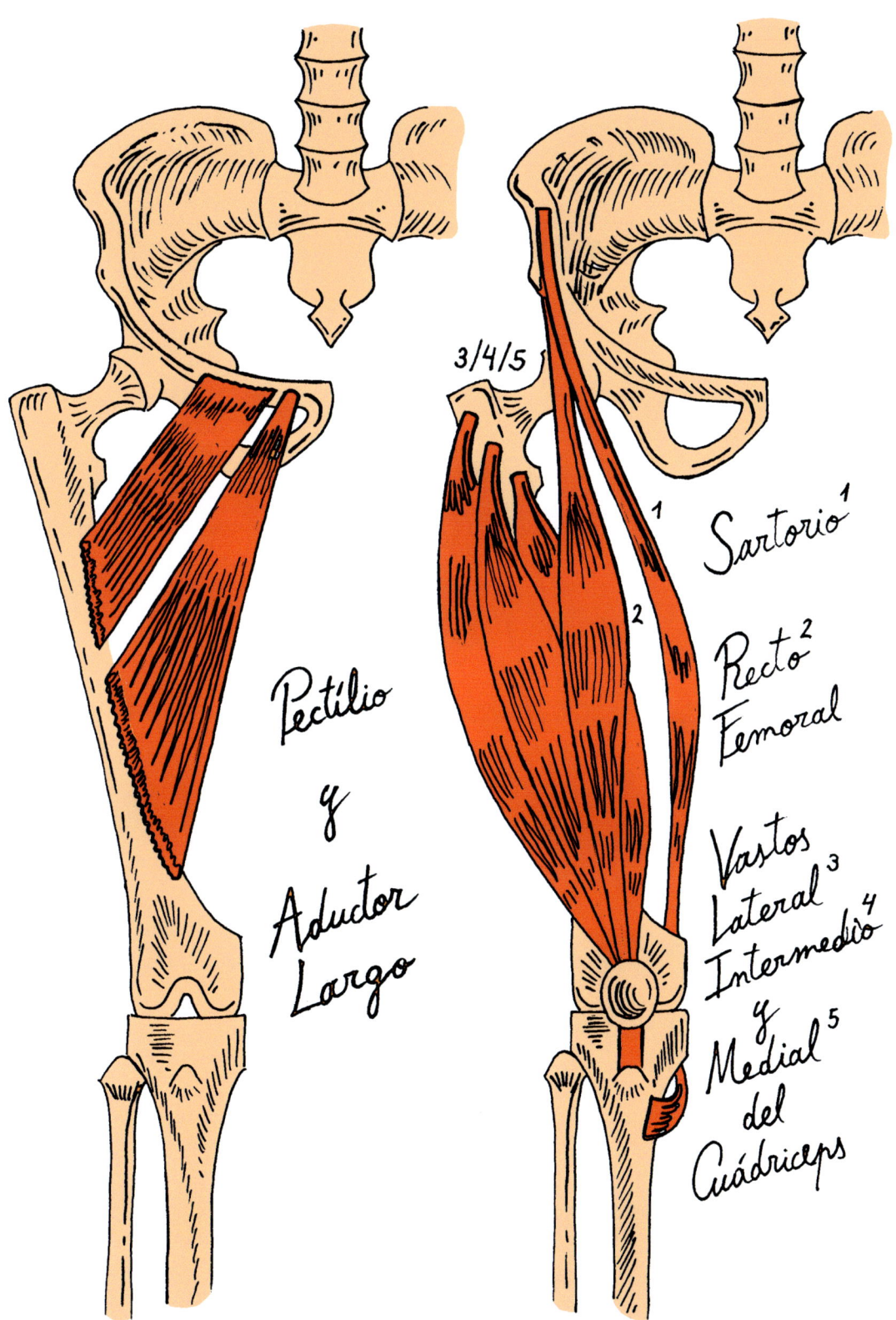

3/4/5

Pectílio
y
Aductor
Largo

Sartorio[1]

Recto[2]
Femoral

Vastos
Lateral[3]
Intermedio[4]
y
Medial[5]
del
Cuádriceps

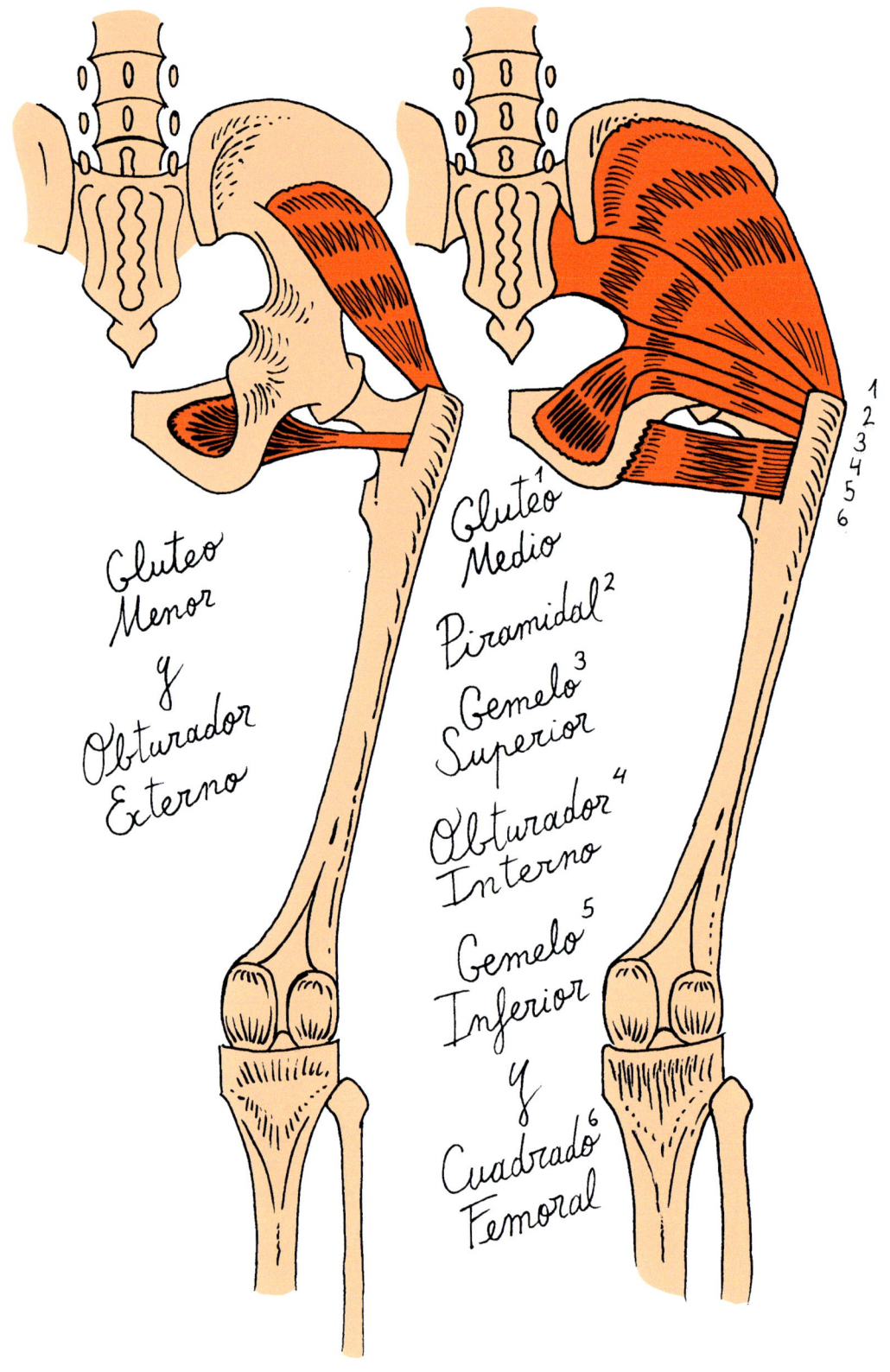

Gluteo
Menor
y
Obturador
Externo

Gluteo[1]
Medio

Piramidal[2]

Gemelo[3]
Superior

Obturador[4]
Interno

Gemelo[5]
Inferior

y

Cuadrado[6]
Femoral

1
2
3
4
5
6

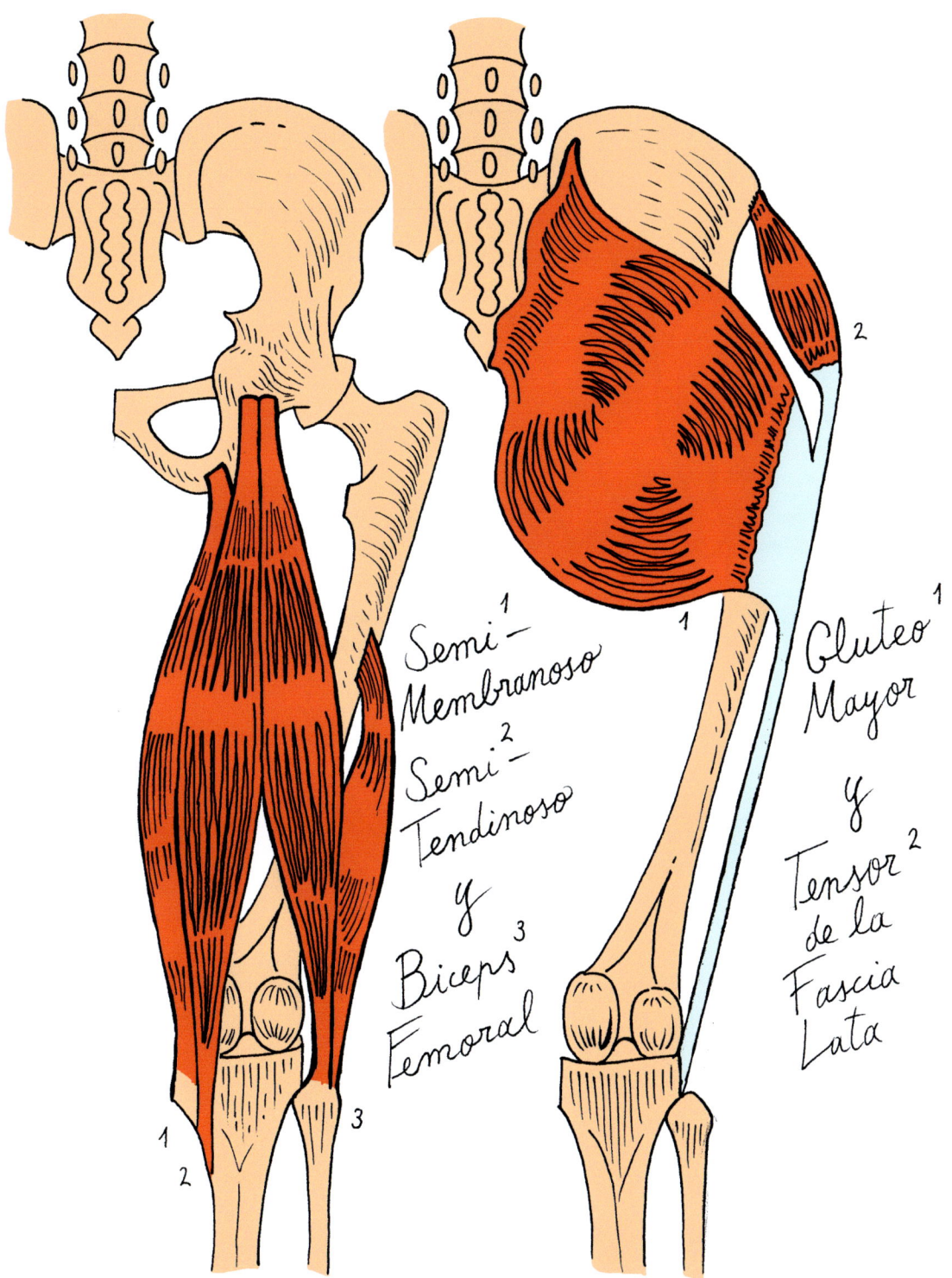

Semi-¹
Membranoso
Semi-²
Tendinoso
y
Biceps³
Femoral

Gluteo¹
Mayor

y

Tensor²
de la
Fascia
Lata

43

EL SISTEMA ÓSEO

El Raquis

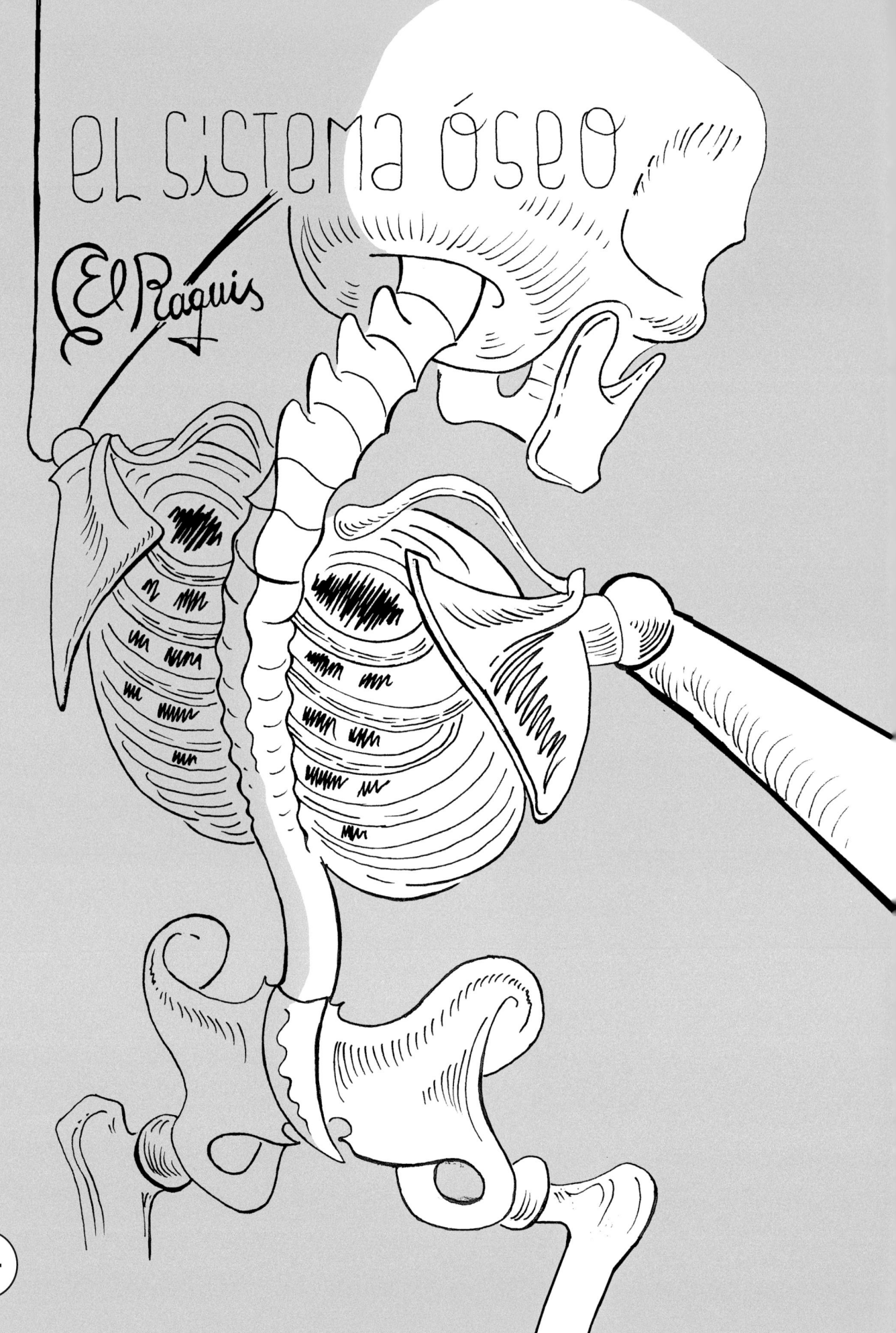

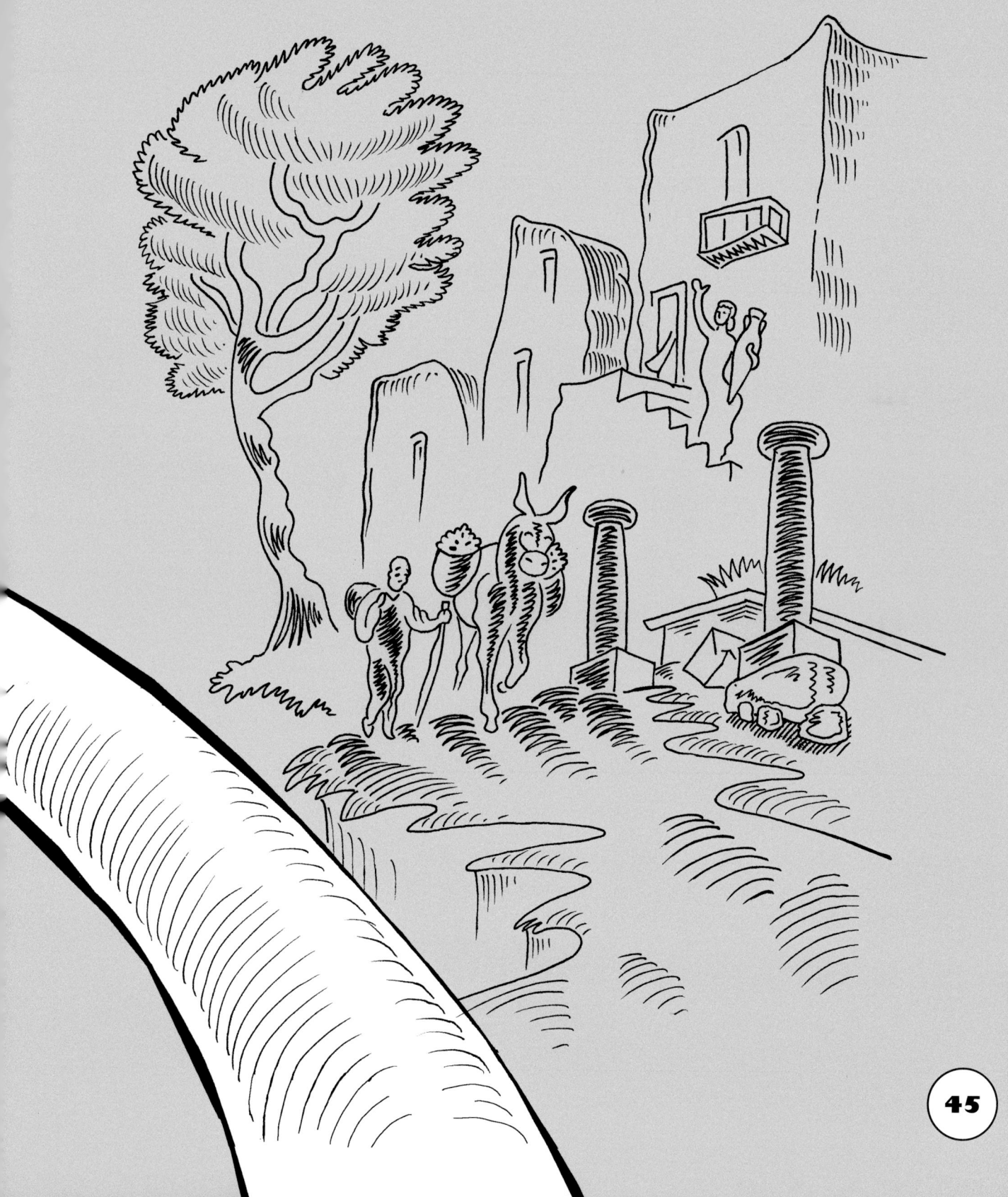

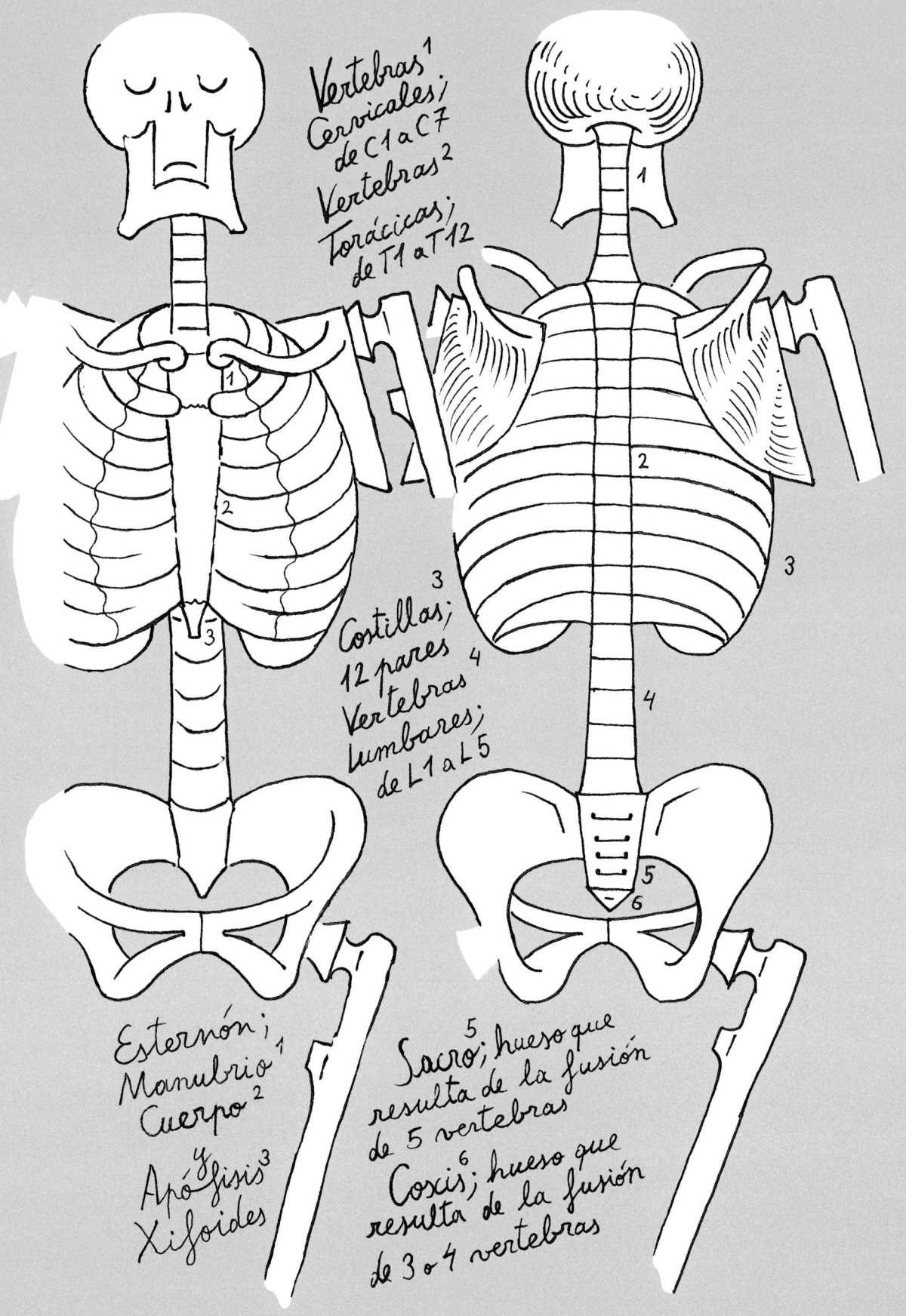

Vertebras[1] Cervicales; de C1 a C7

Vertebras[2] Torácicas; de T1 a T12

Costillas[3]; 12 pares

Vertebras[4] Lumbares; de L1 a L5

Esternón; Manubrio[1] Cuerpo[2] y Apófisis[3] Xifoides

Sacro[5]; hueso que resulta de la fusión de 5 vertebras

Coxis[6]; hueso que resulta de la fusión de 3 o 4 vertebras

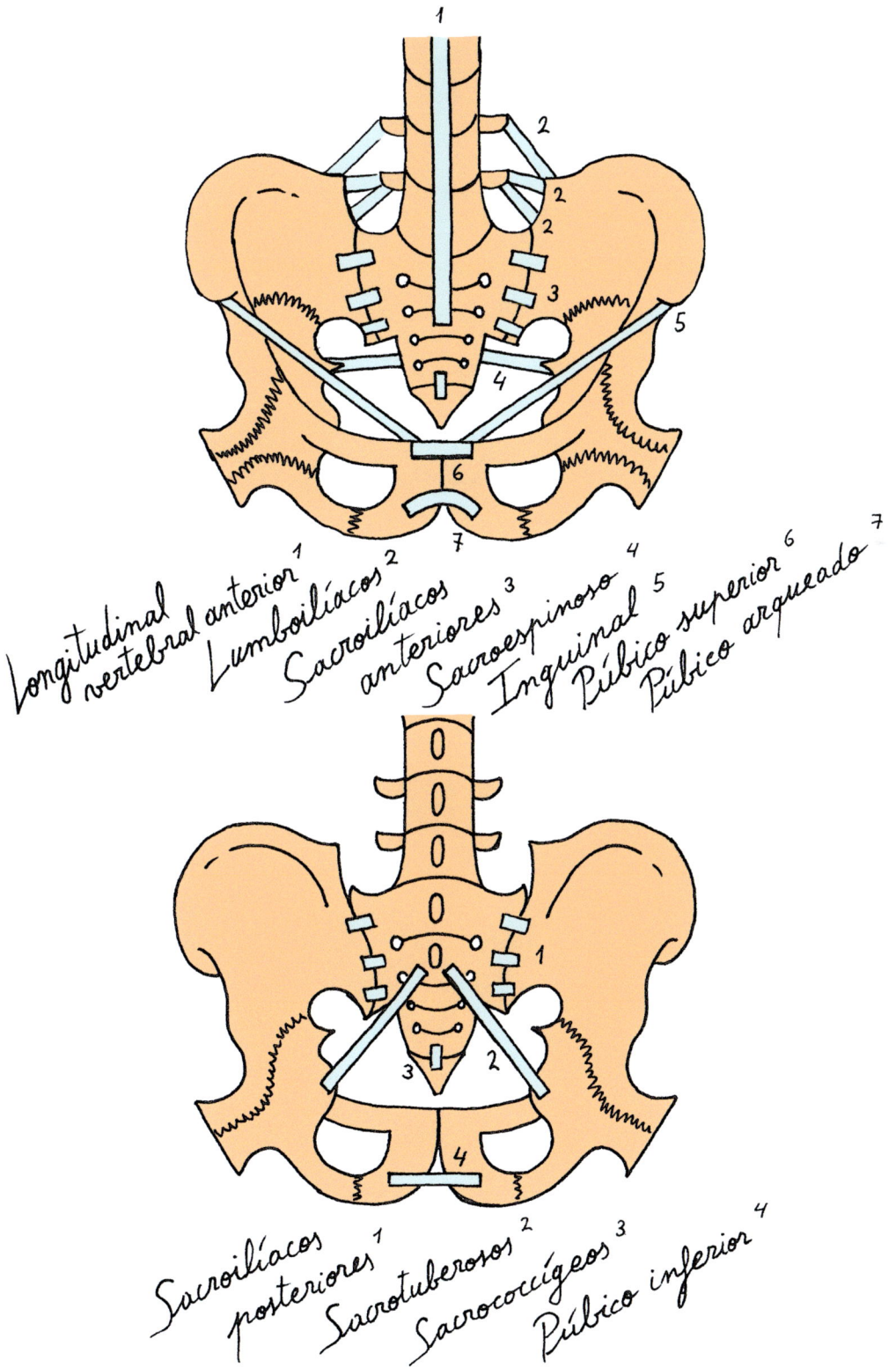

Longitudinal vertebral anterior [1]

Lumboilíacos [2]

Sacroilíacos anteriores [3]

Sacroespinoso [4]

Inguinal [5]

Púbico superior [6]

Púbico arqueado [7]

Sacroilíacos posteriores [1]

Sacrotuberosos [2]

Sacrococcígeos [3]

Púbico inferior [4]

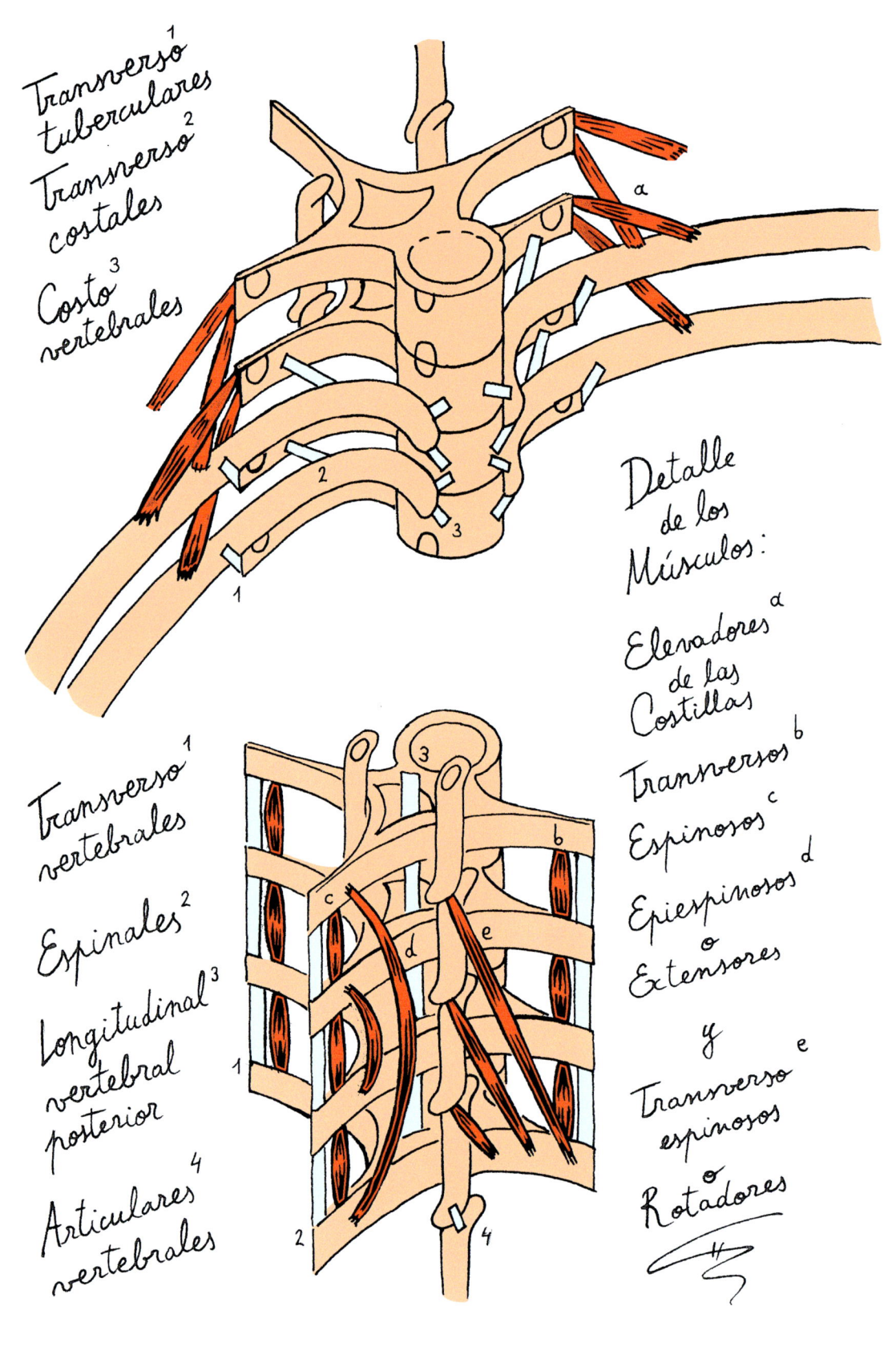

Transverso[1]
tuberculares

Transverso[2]
costales

Costo[3]
vertebrales

Detalle
de los
Músculos:

Elevadores[a]
de las
Costillas

Transversos[b]

Espinosos[c]

Epiespinosos[d]
o
Extensores

y

Transverso[e]
espinosos
o
Rotadores

Transverso[1]
vertebrales

Espinales[2]

Longitudinal[3]
vertebral
posterior

Articulares[4]
vertebrales

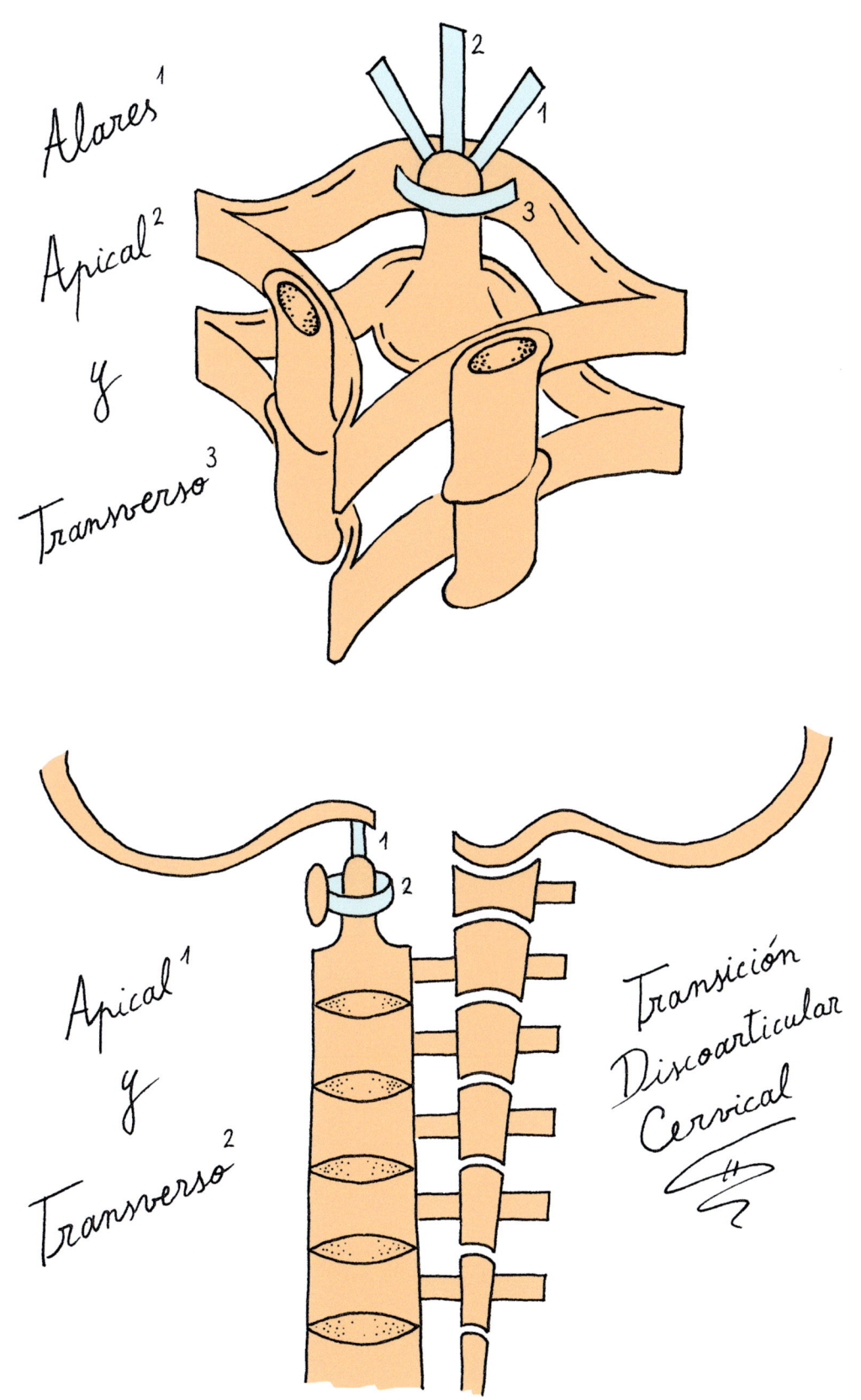

Alares[1]

Apical[2]

y

Transverso[3]

Apical[1]

y

Transverso[2]

Transición
Discoarticular
Cervical

49

LOS LIGAMENTOS DINÁMICOS

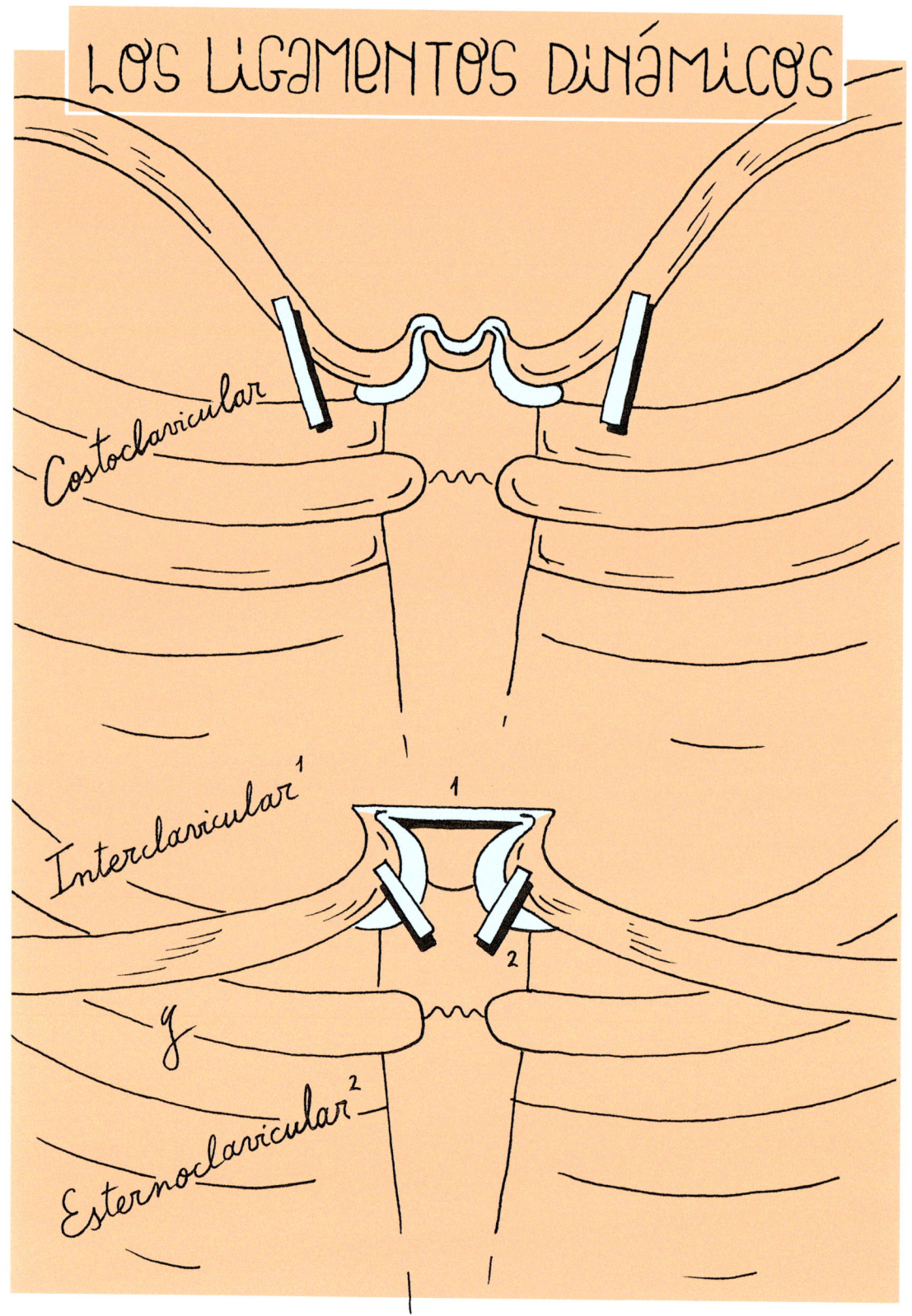

Costoclavicular

Interclavicular[1]

Esternoclavicular[2]

EL SISTEMA MUSCULAR

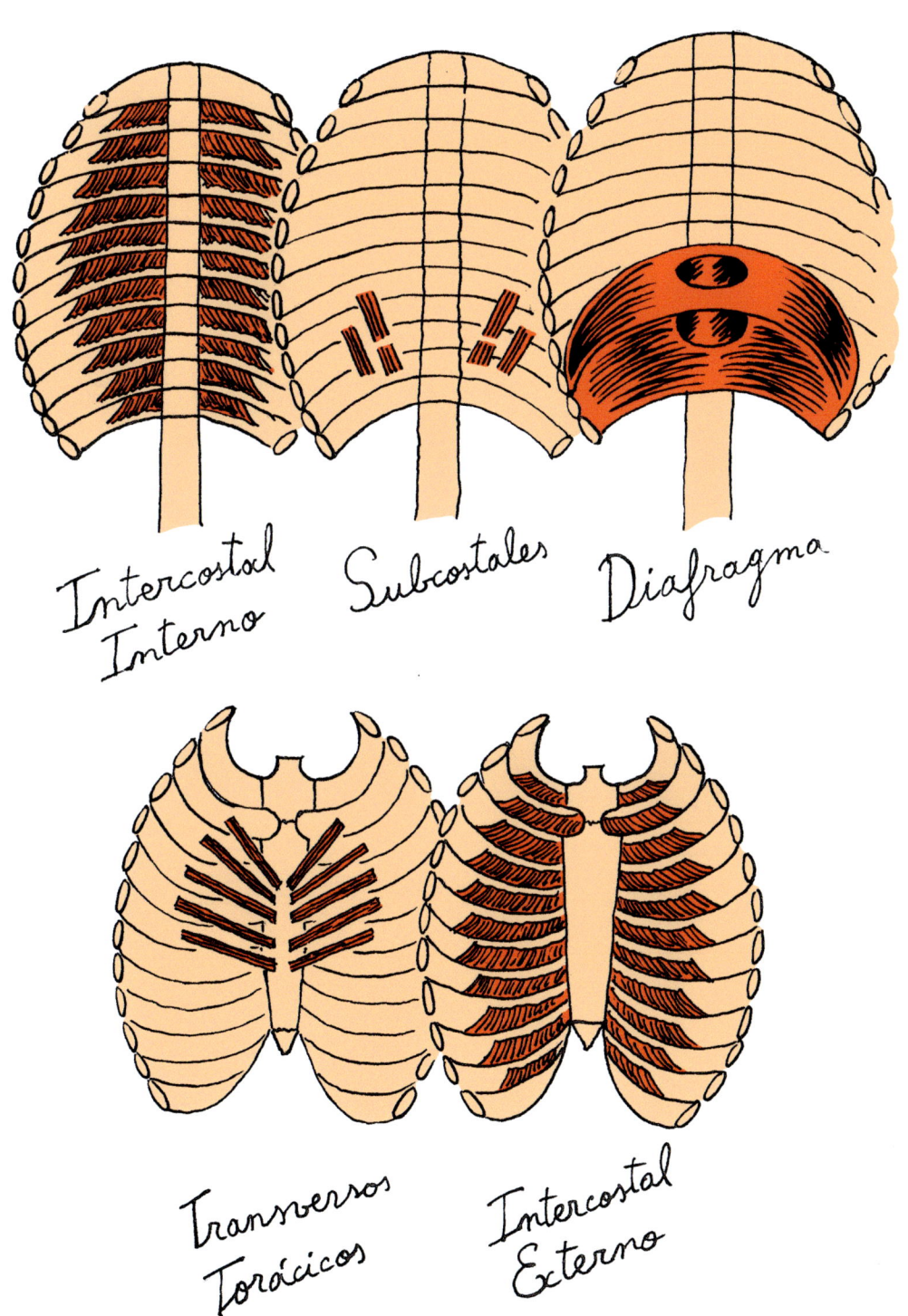

Intercostal Interno

Subcostales

Diafragma

Transversos Torácicos

Intercostal Externo

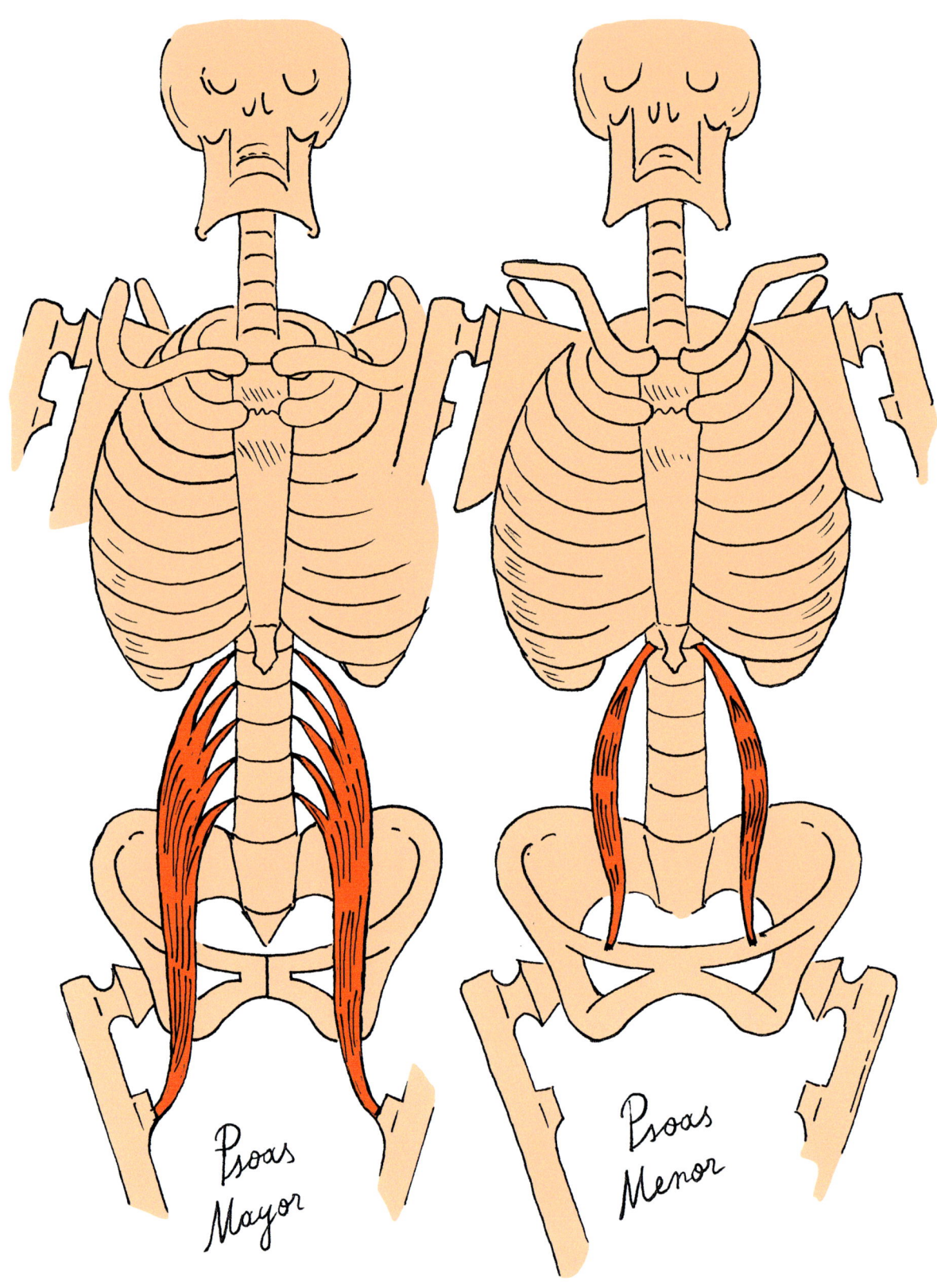

Psoas
Mayor

Psoas
Menor

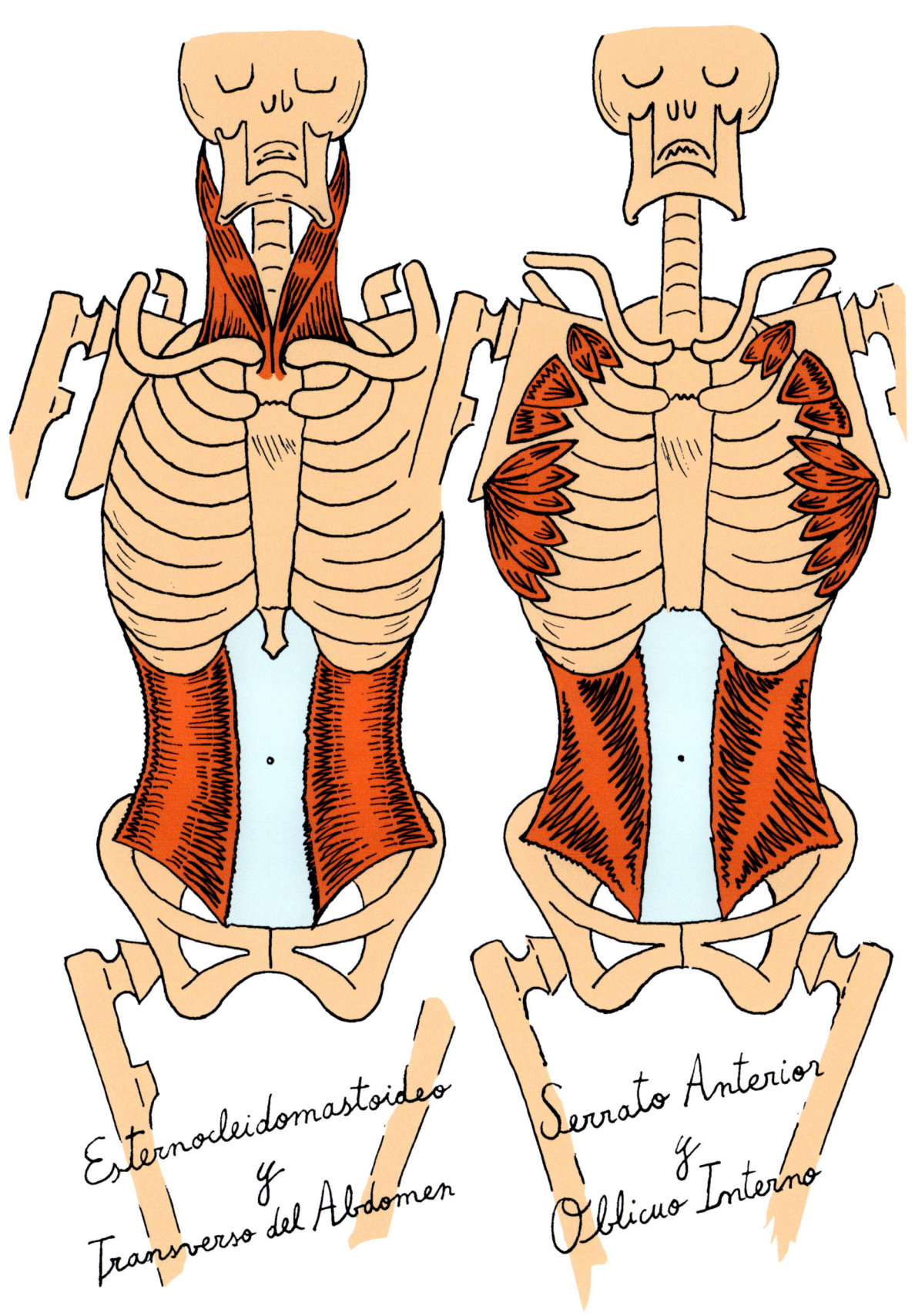

Esternocleidomastoideo y Transverso del Abdomen

Serrato Anterior y Oblicuo Interno

53

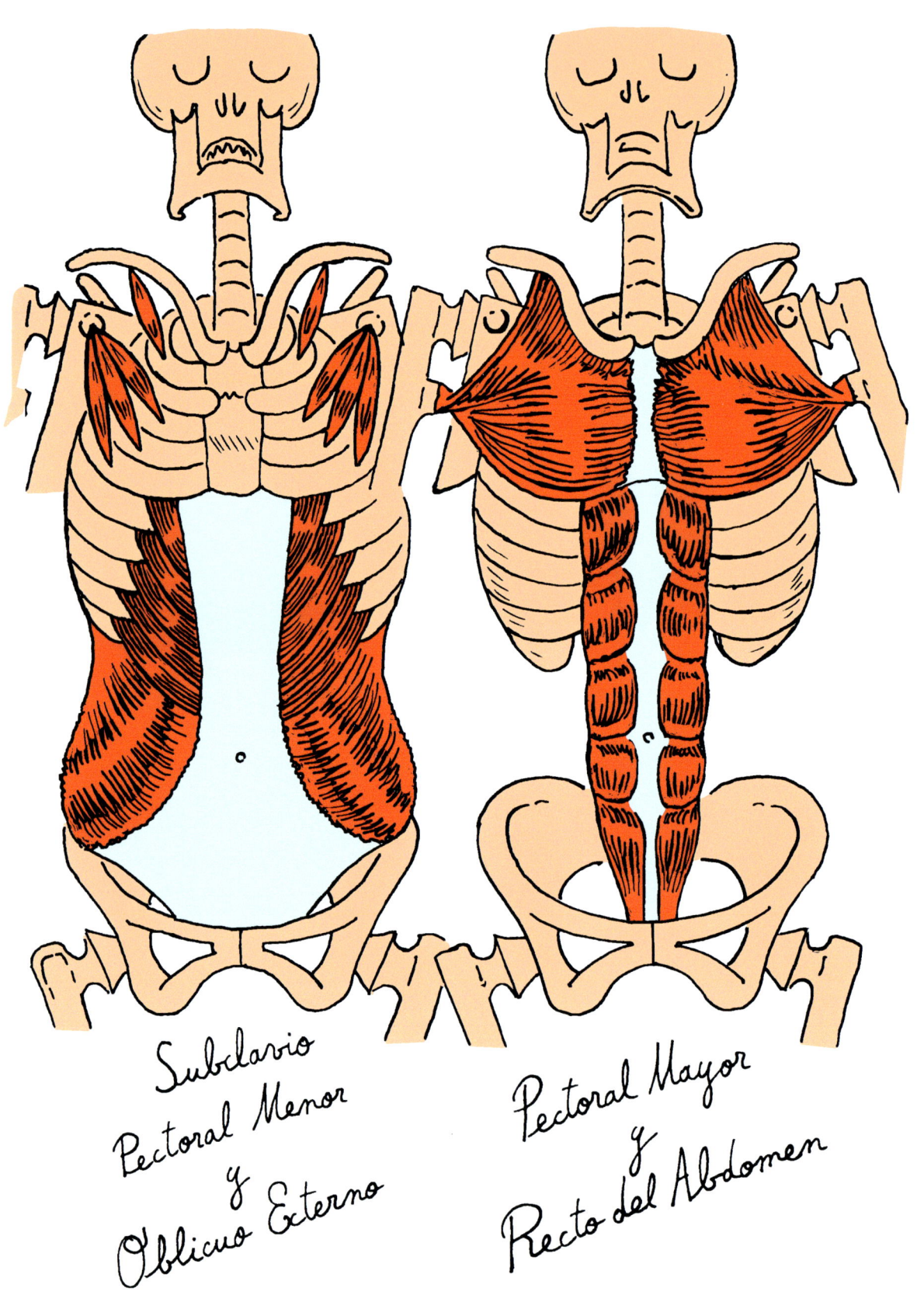

Subclavio
Pectoral Menor
y
Oblicuo Externo

Pectoral Mayor
y
Recto del Abdomen

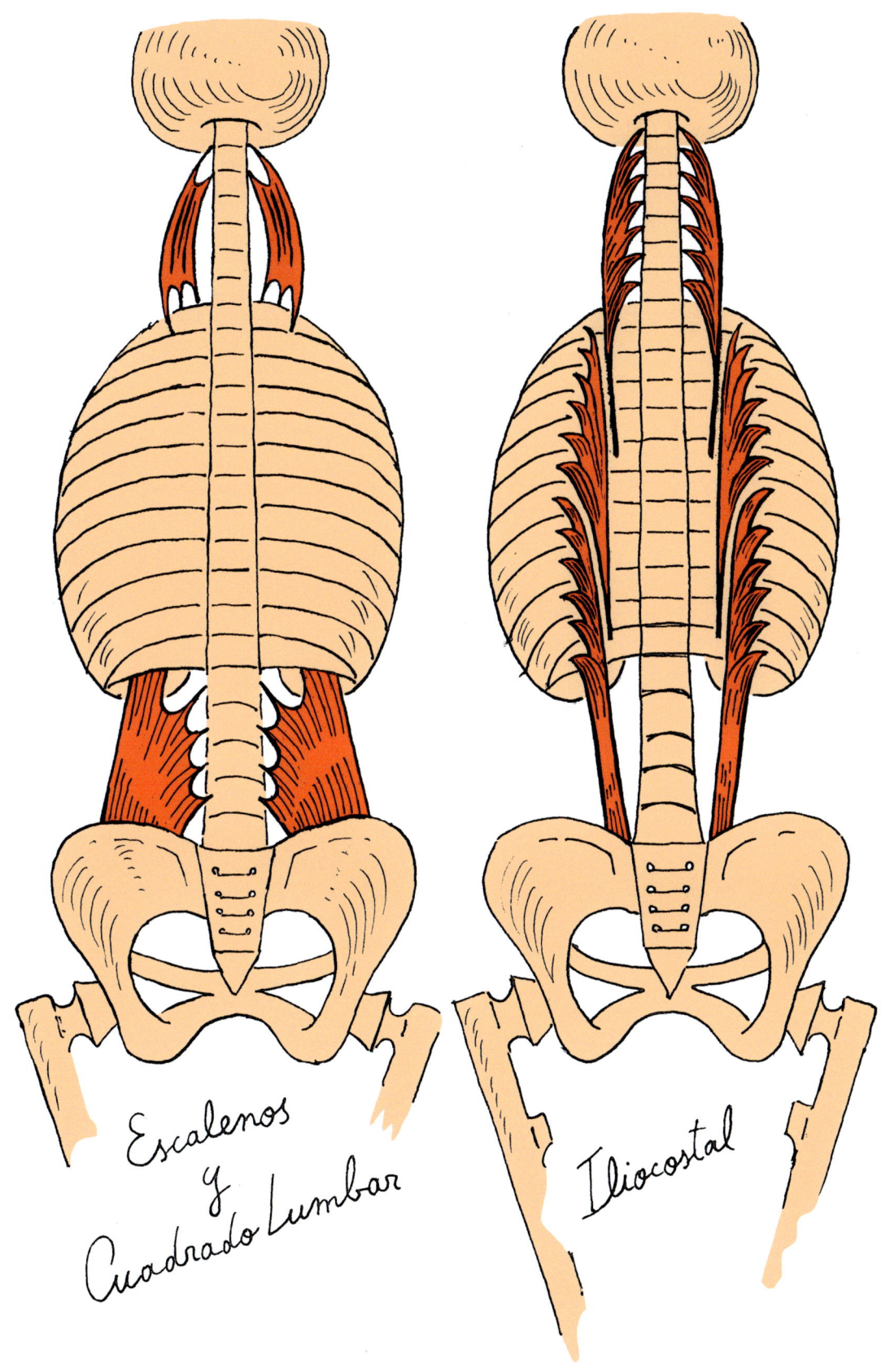

Escalenos
y
Cuadrado Lumbar

Iliocostal

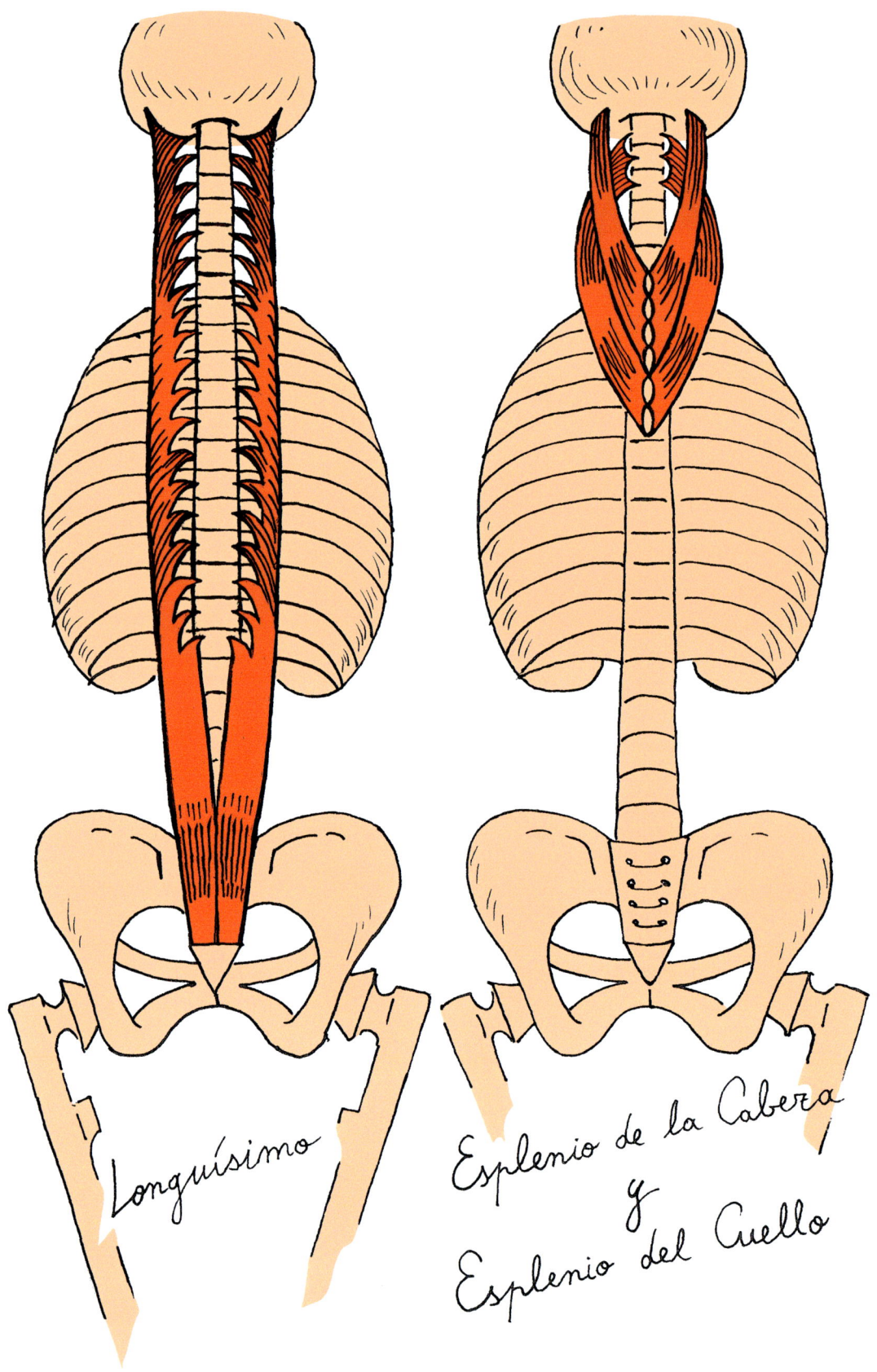

Longuísimo

Esplenio de la Cabeza
y
Esplenio del Cuello

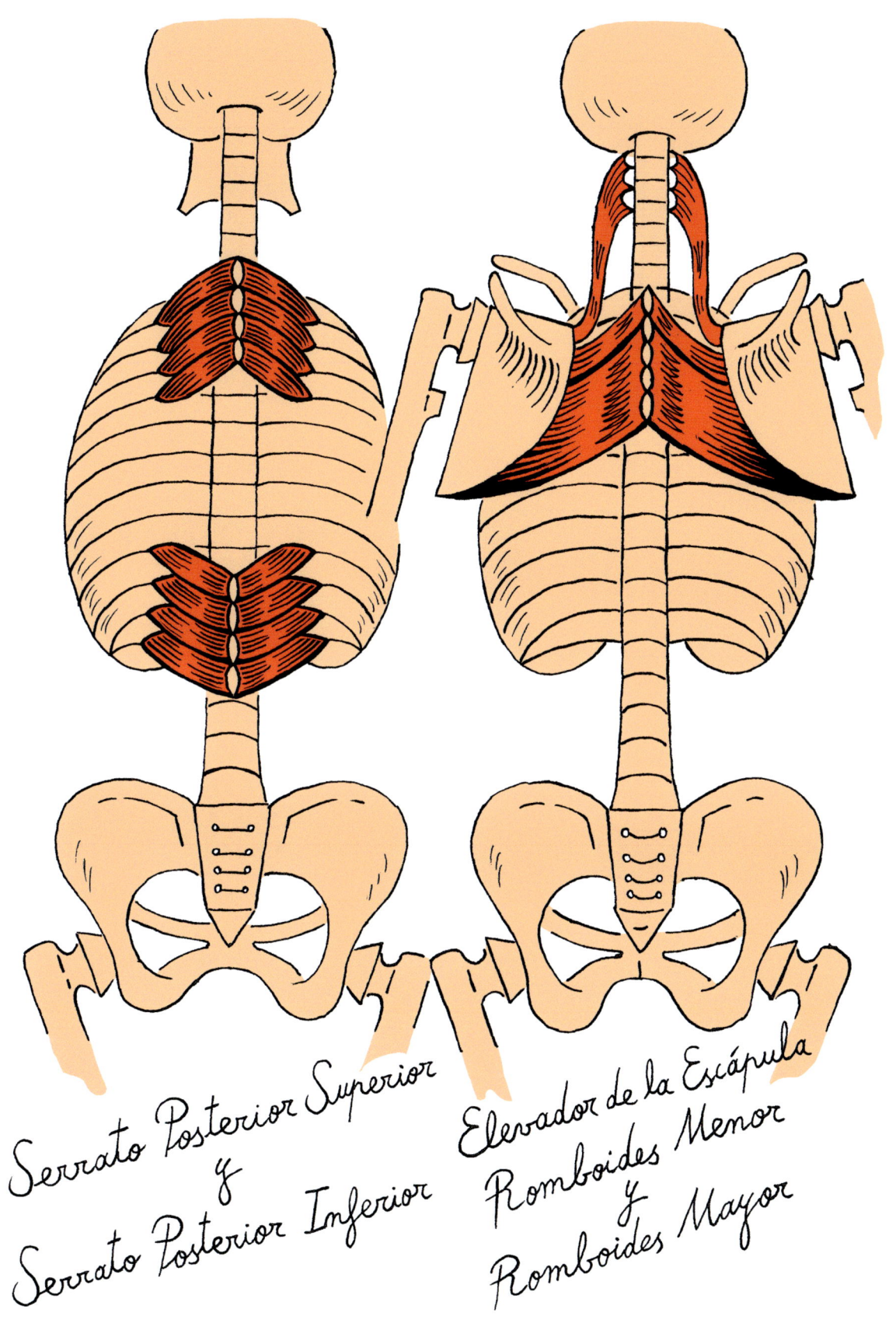

Serrato Posterior Superior
y
Serrato Posterior Inferior

Elevador de la Escápula
Romboides Menor
y
Romboides Mayor

57

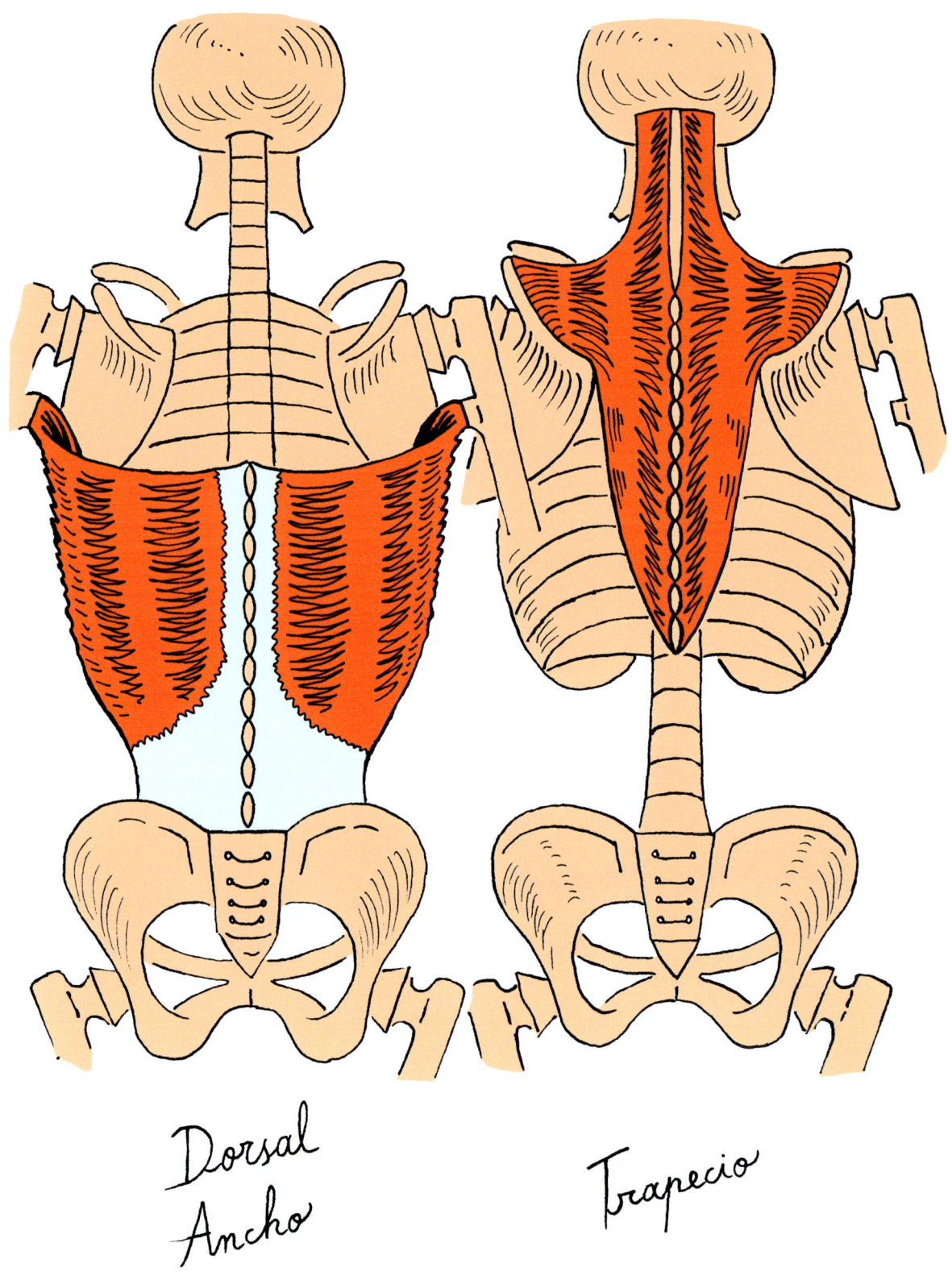

Dorsal Ancho

Trapecio

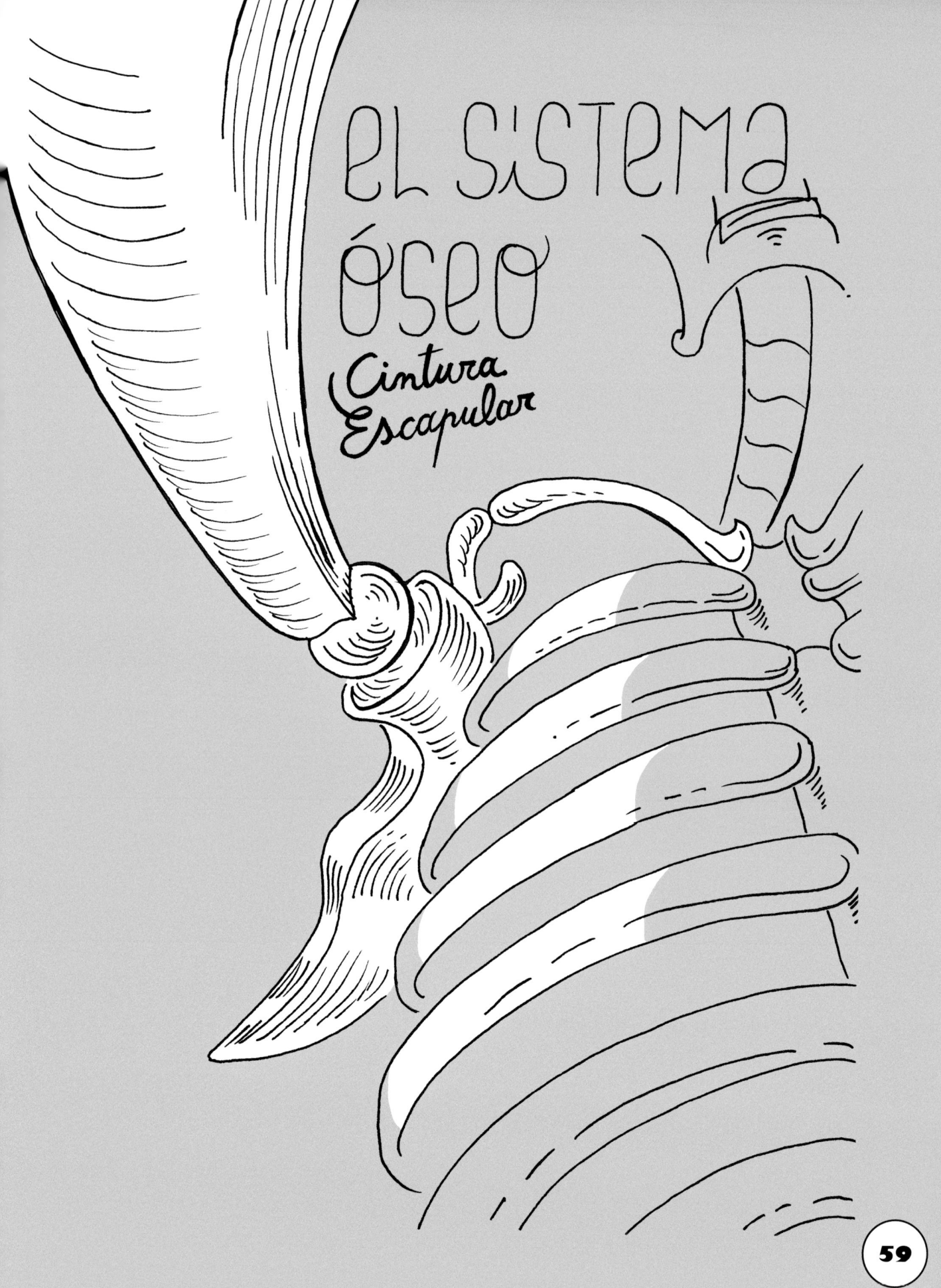

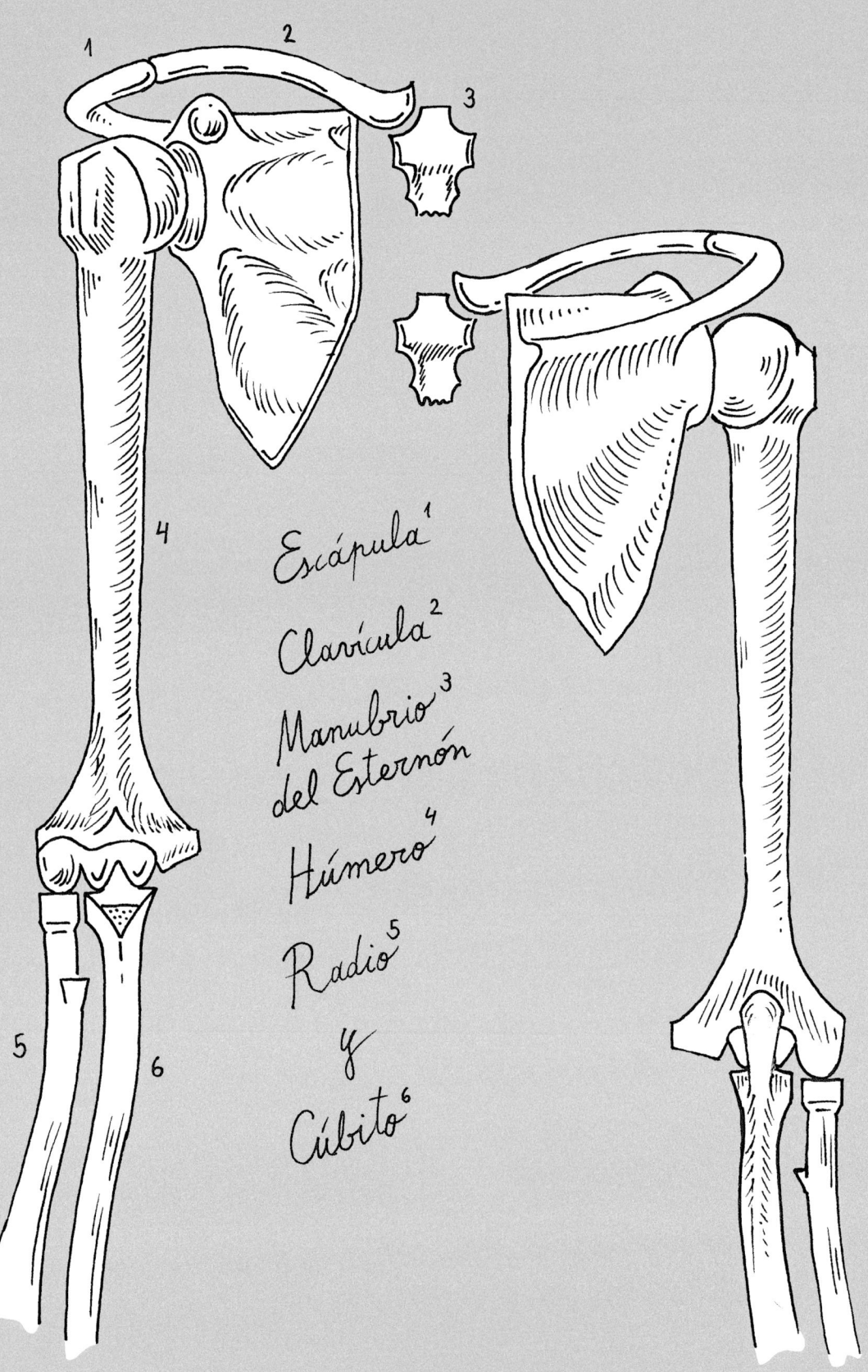

Escápula[1]

Clavícula[2]

Manubrio[3] del Esternón

Húmero[4]

Radio[5]

y

Cúbito[6]

LOS LiGAMENTOS ESTABiLiZADORES

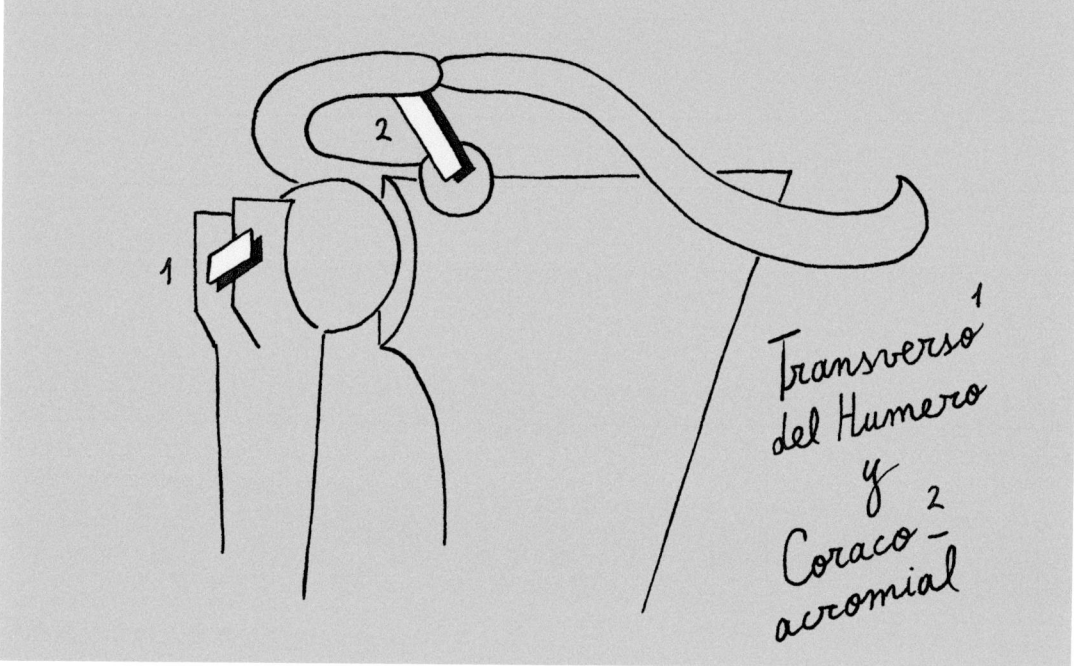

Transverso [1]
del Humero
y
Coraco - [2]
acromial

LOS LiGAMENTOS DiNÁMiCOS

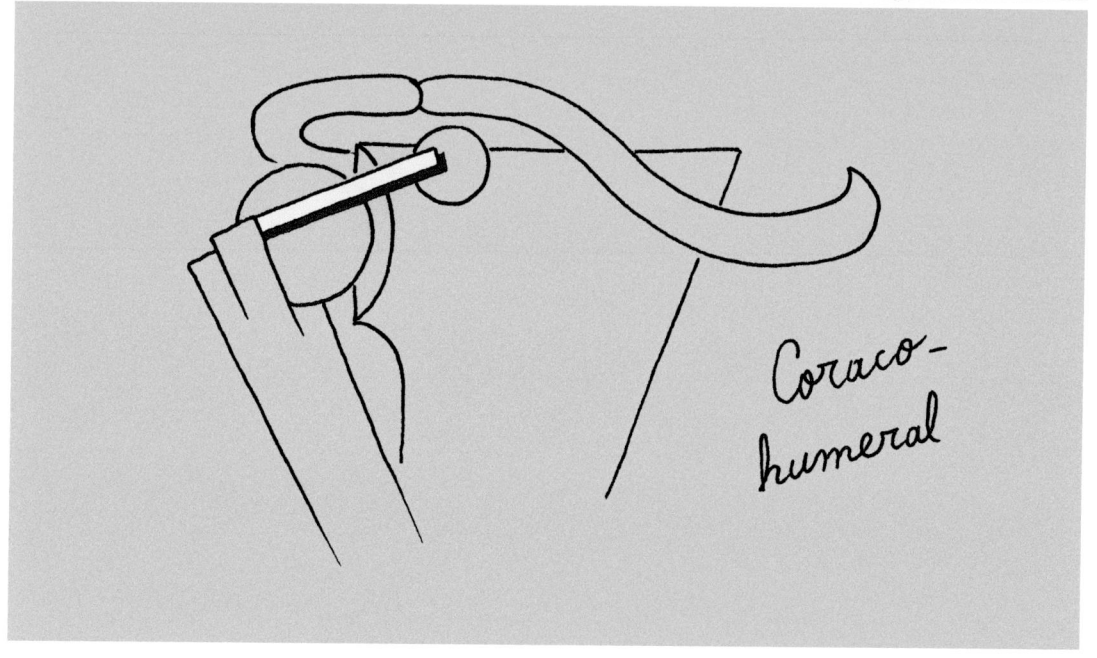

Coraco -
humeral

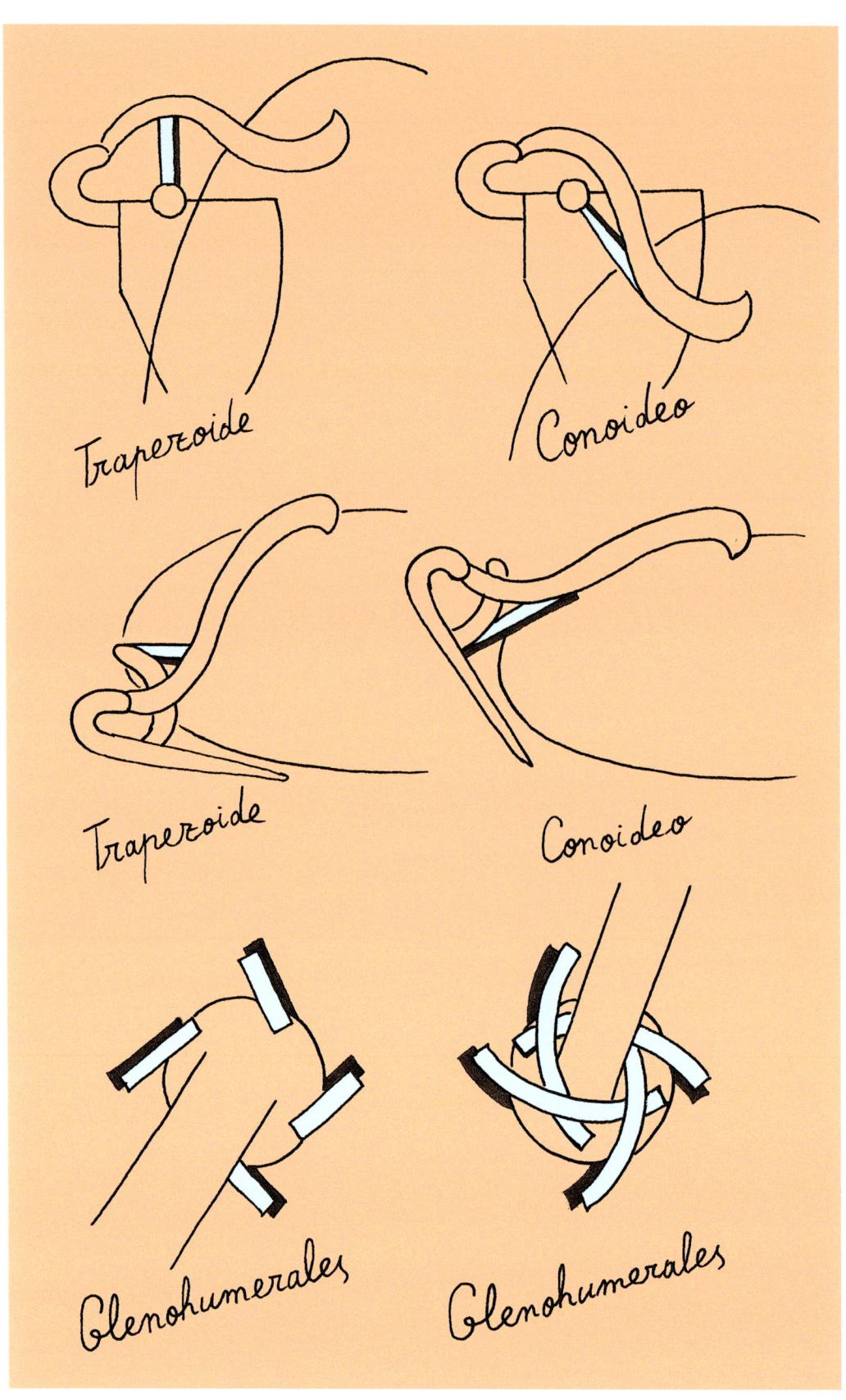

Trapezoide

Conoideo

Trapezoide

Conoideo

Glenohumerales

Glenohumerales

EL SISTEMA MUSCULAR

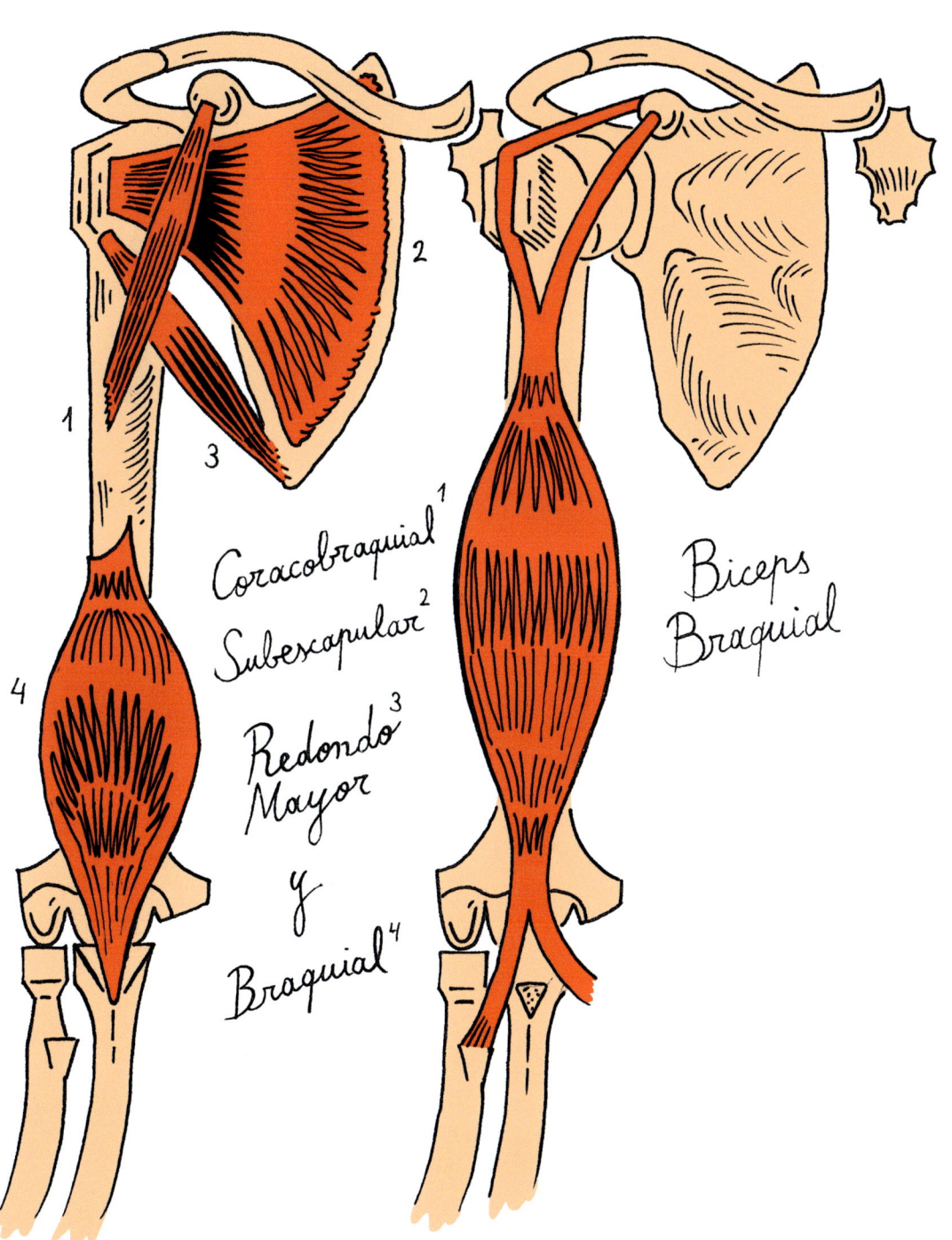

Coracobraquial [1]

Subescapular [2]

Redondo Mayor [3] y Braquial [4]

Biceps Braquial

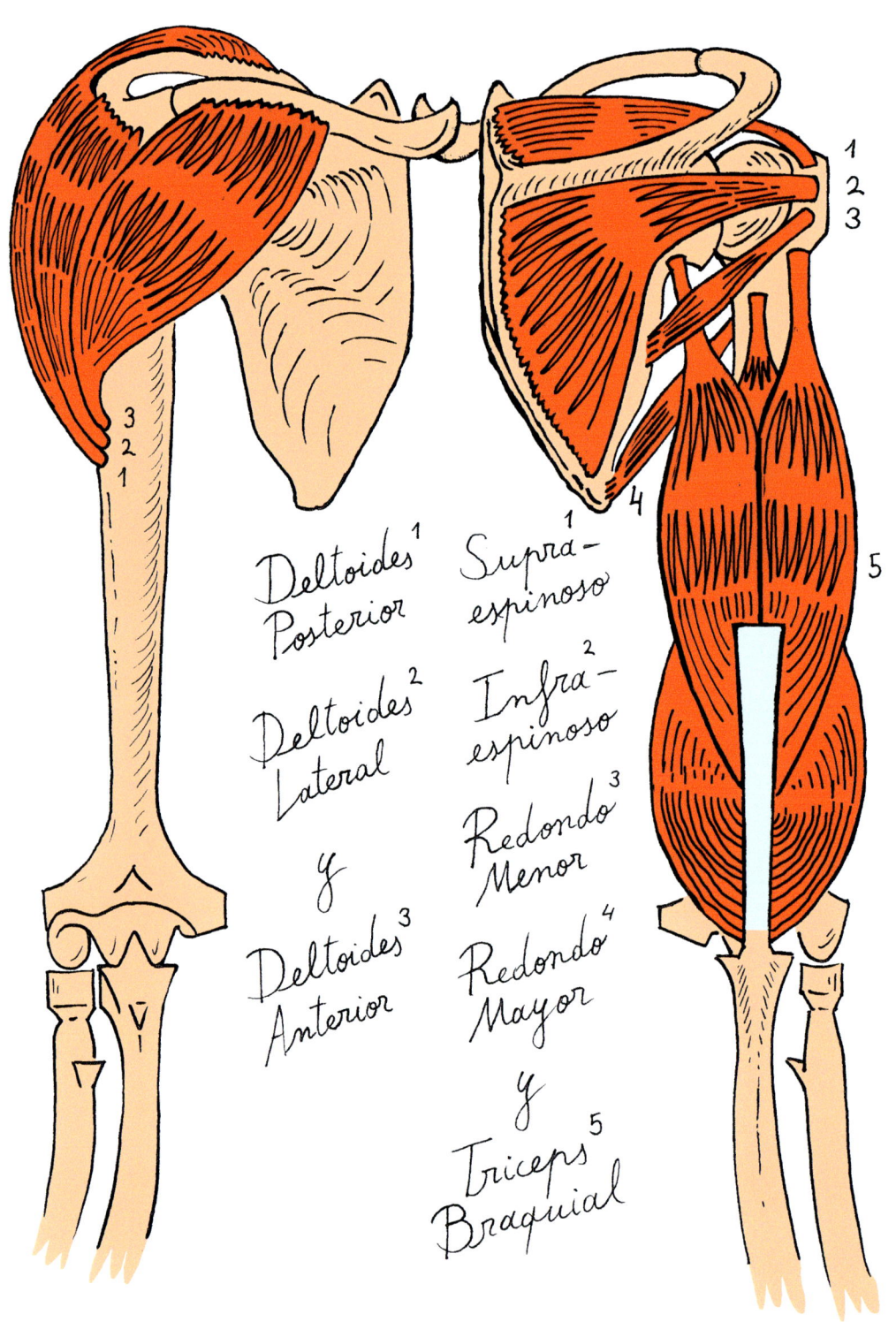

Deltoides¹
Posterior

Deltoides²
Lateral

y

Deltoides³
Anterior

Supra-¹
espinoso

Infra-²
espinoso

Redondo³
Menor

Redondo⁴
Mayor

y

Triceps⁵
Braquial

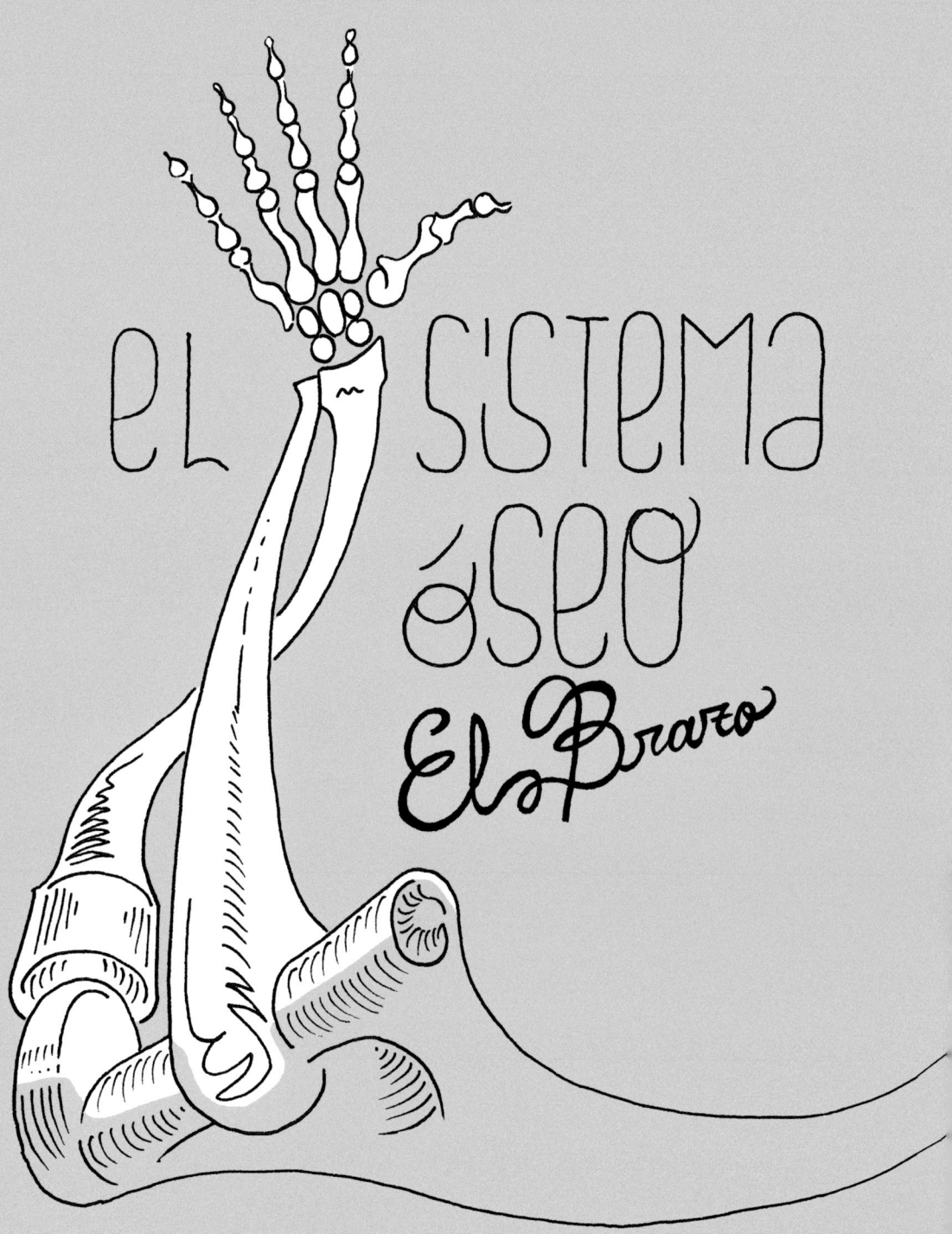

EL SISTEMA
óseo
El Brazo

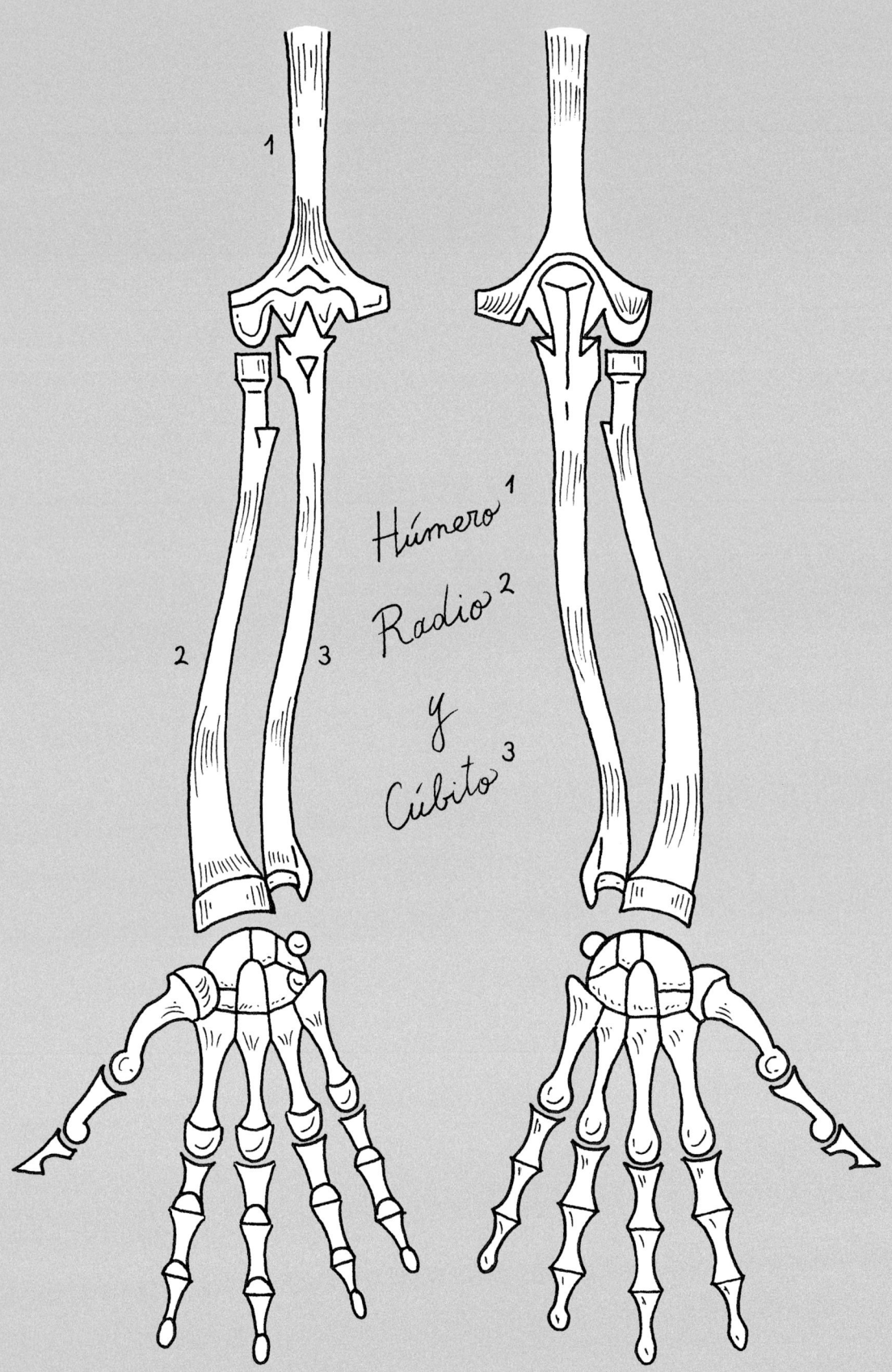

Húmero ¹

Radio ²

y

Cúbito ³

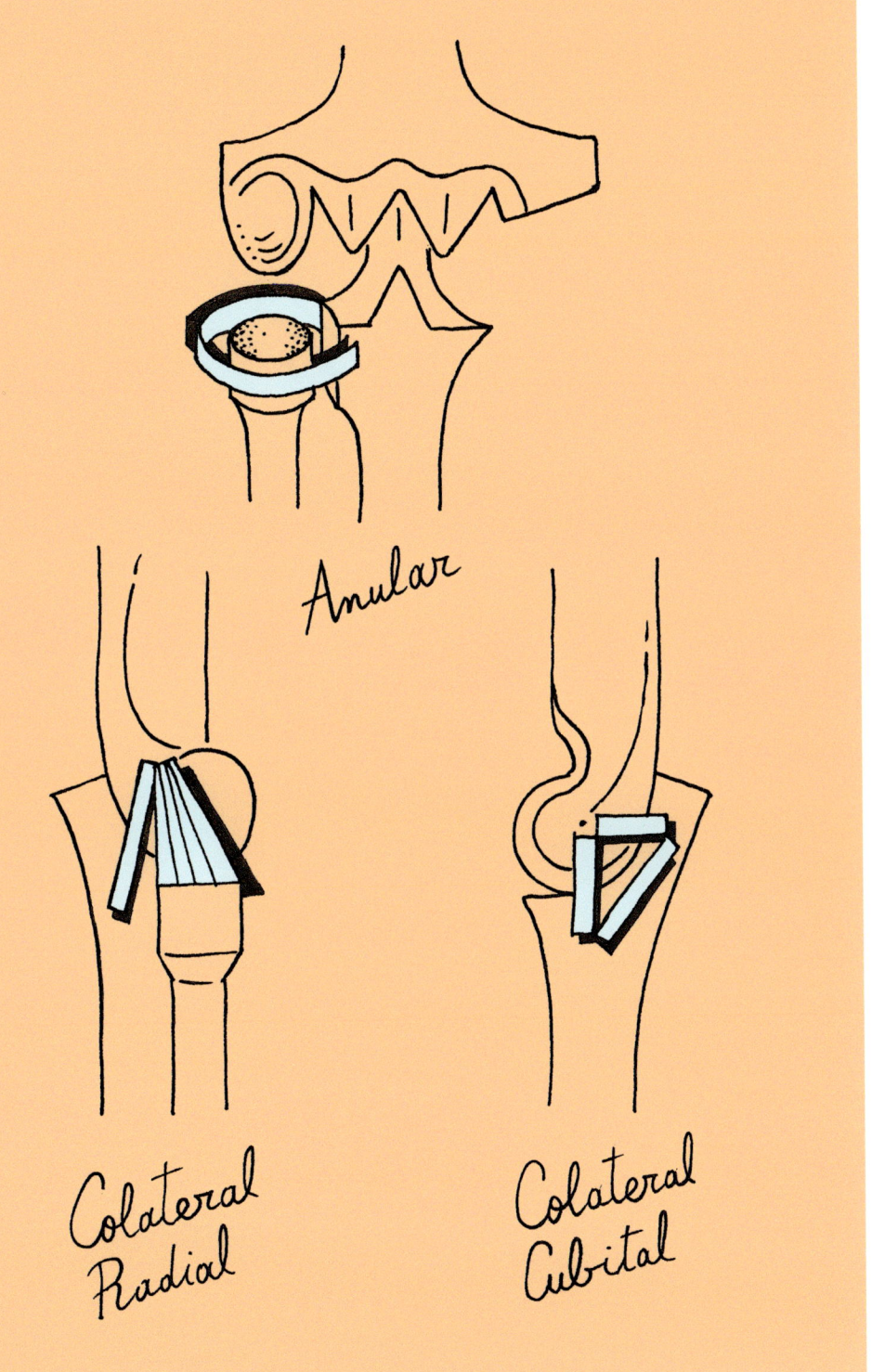

Anular

Colateral
Radial

Colateral
Cubital

LOS LIGAMENTOS DINÁMICOS

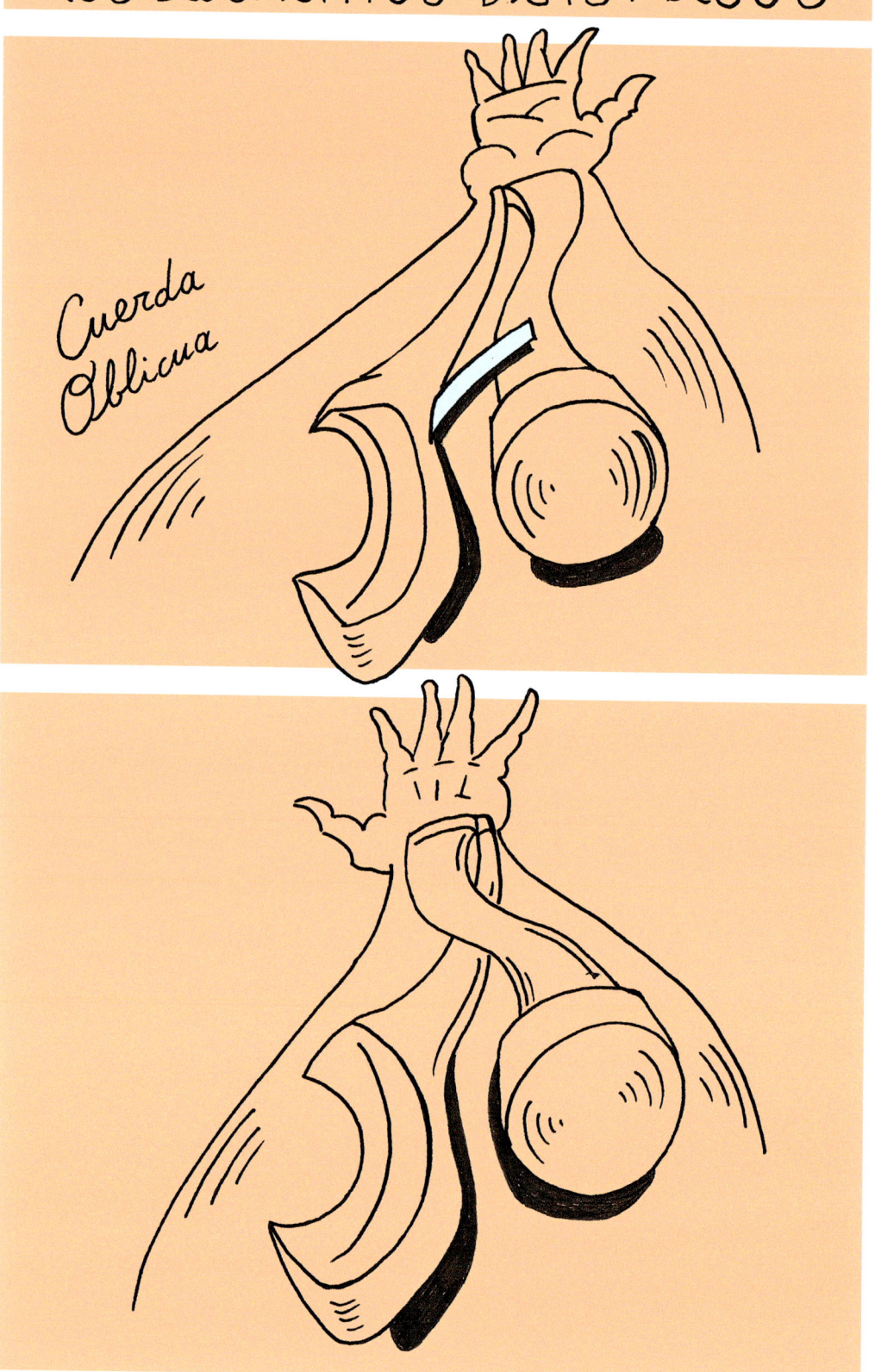

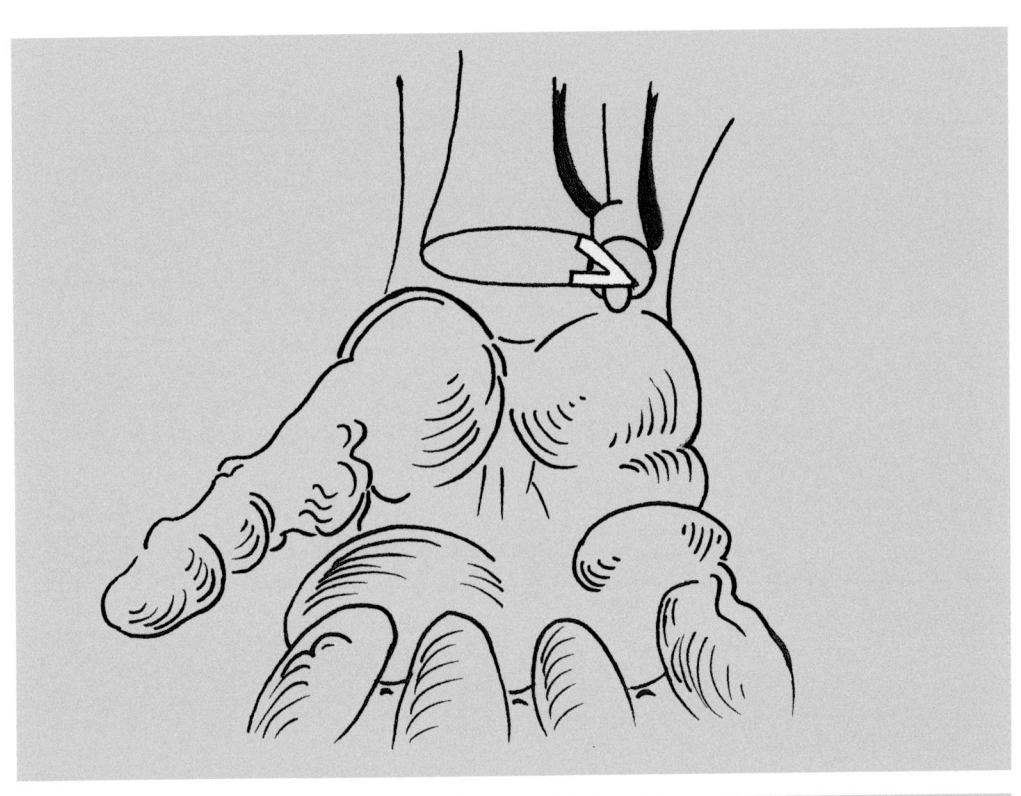

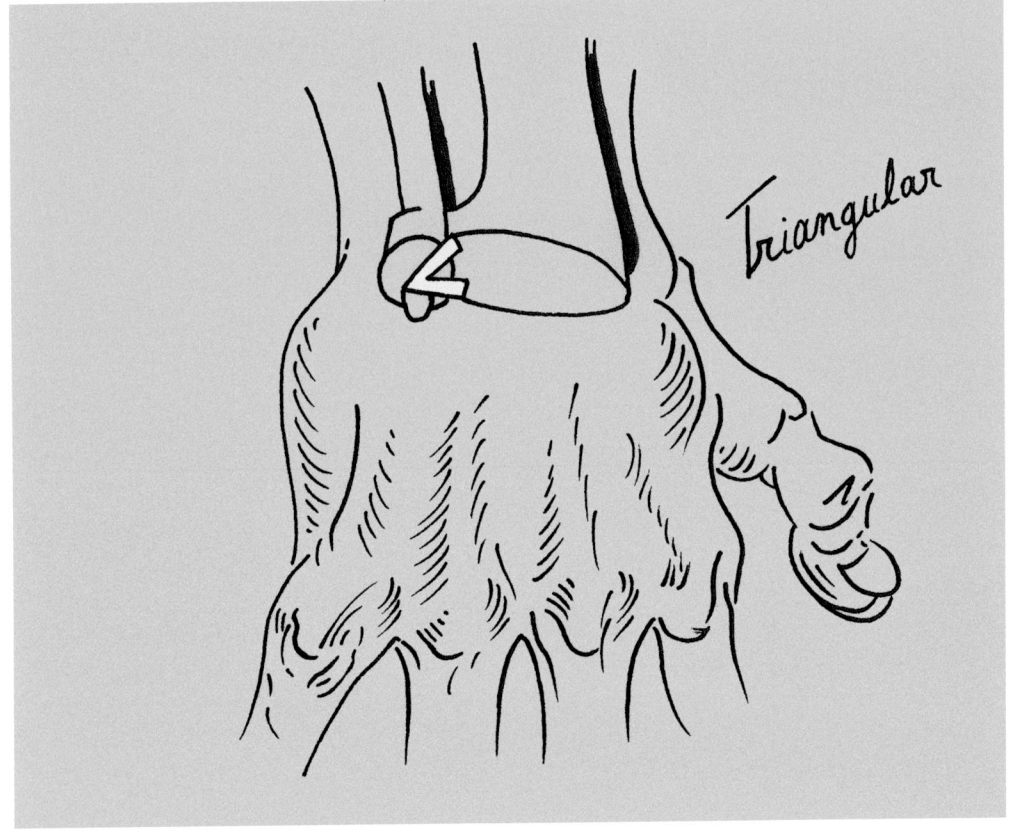

Triangular

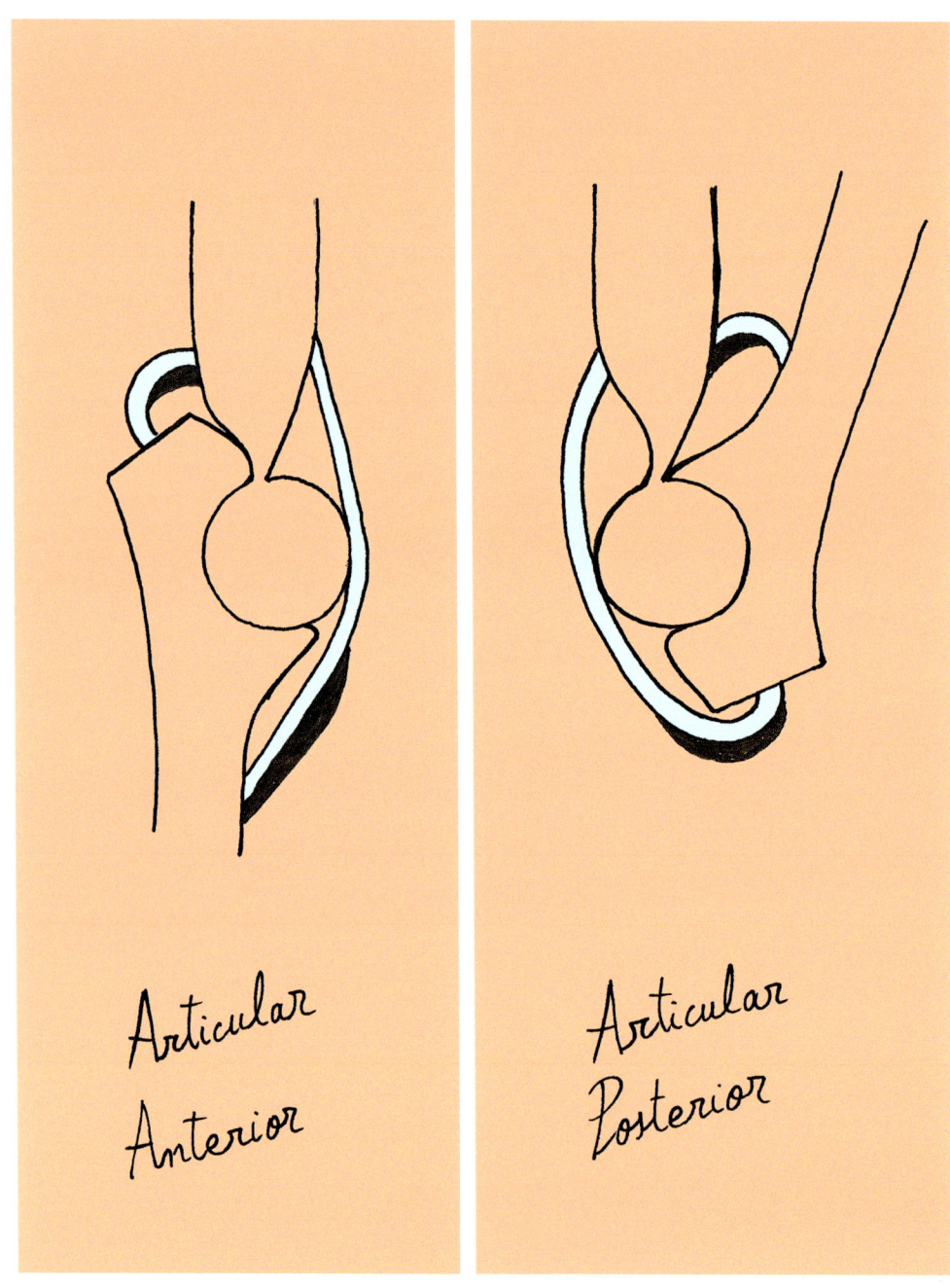

Articular
Anterior

Articular
Posterior

EL SISTEMA MUSCULAR

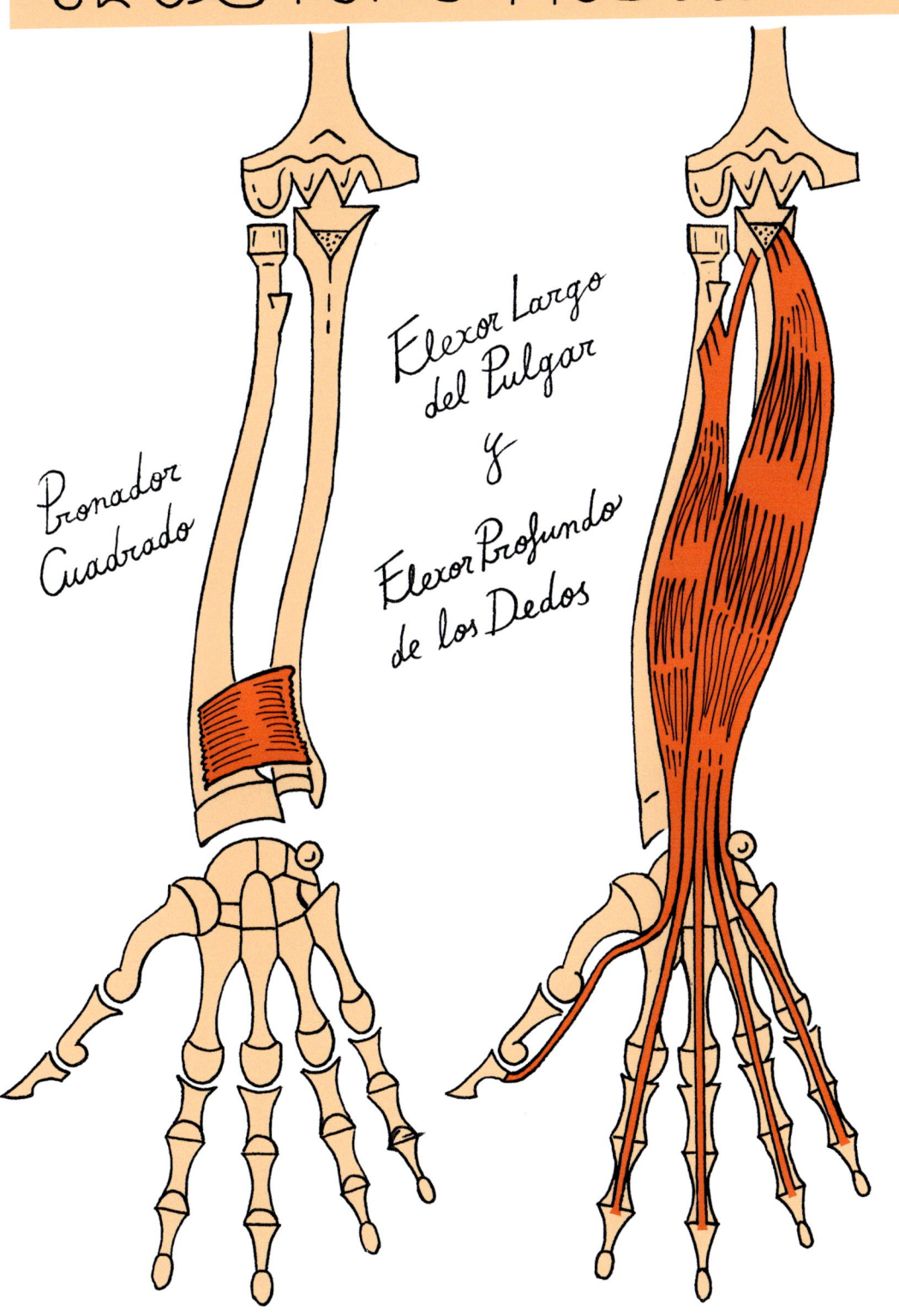

Pronador
Cuadrado

Flexor Largo
del Pulgar
y
Flexor Profundo
de los Dedos

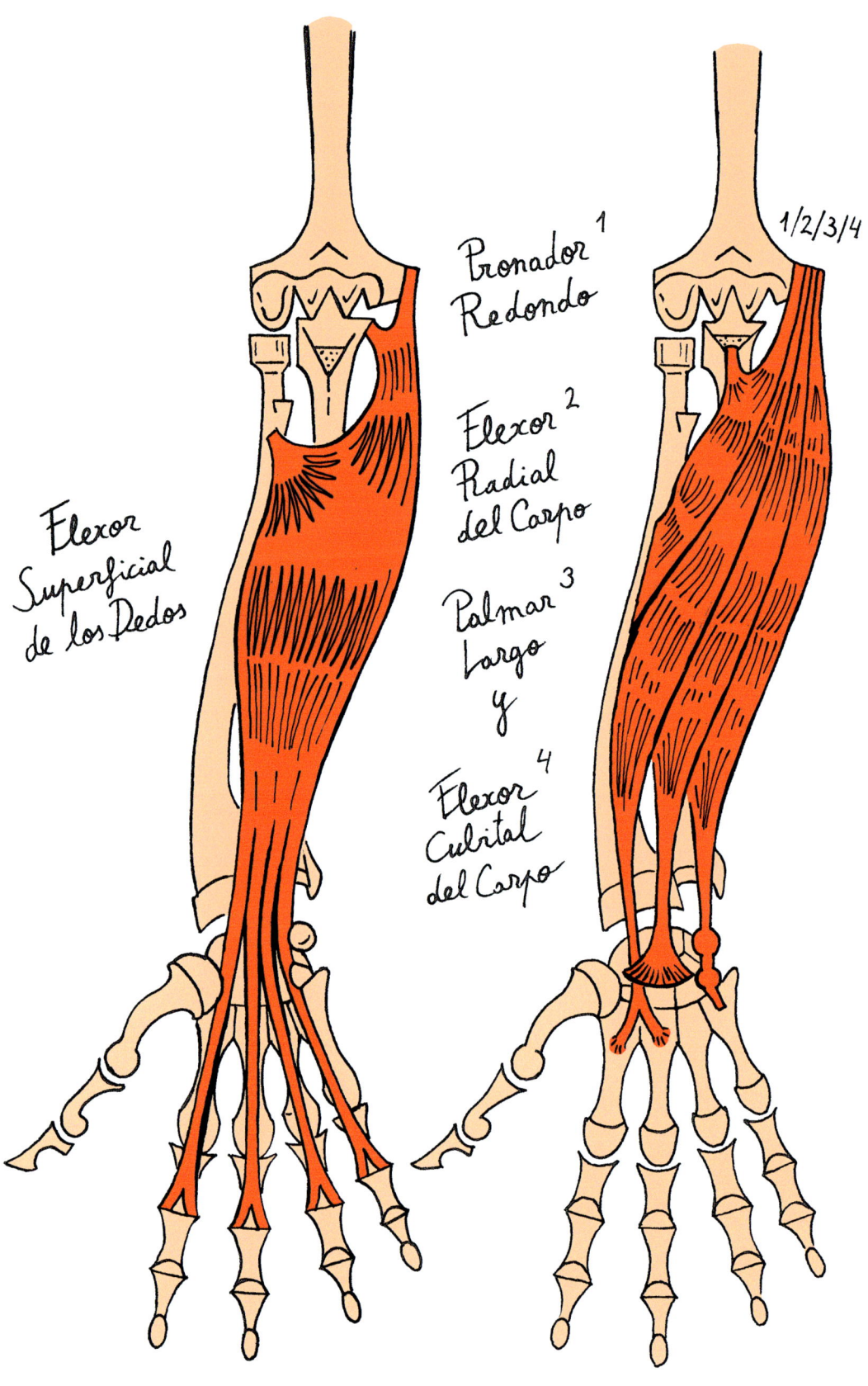

Flexor
Superficial
de los Dedos

Pronador [1]
Redondo

Flexor [2]
Radial
del Carpo

Palmar [3]
Largo
y

Flexor [4]
Cubital
del Carpo

1/2/3/4

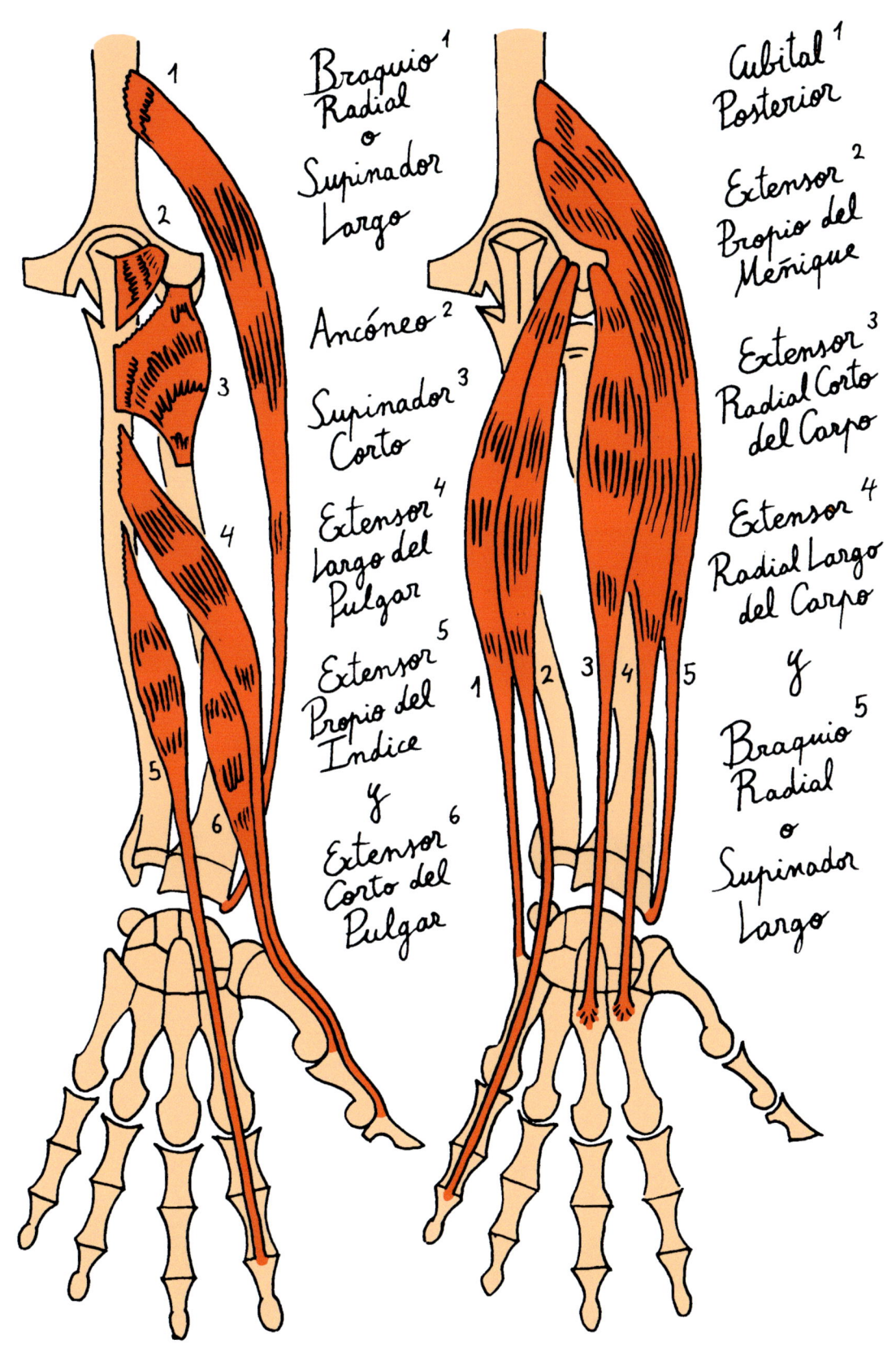

Braquio¹
Radial
o
Supinador
Largo

Ancóneo²

Supinador³
Corto

Extensor⁴
Largo del
Pulgar

Extensor⁵
Propio del
Indice
y
Extensor⁶
Corto del
Pulgar

Cubital¹
Posterior

Extensor²
Propio del
Meñique

Extensor³
Radial Corto
del Carpo

Extensor⁴
Radial Largo
del Carpo
y
Braquio⁵
Radial
o
Supinador
Largo

73

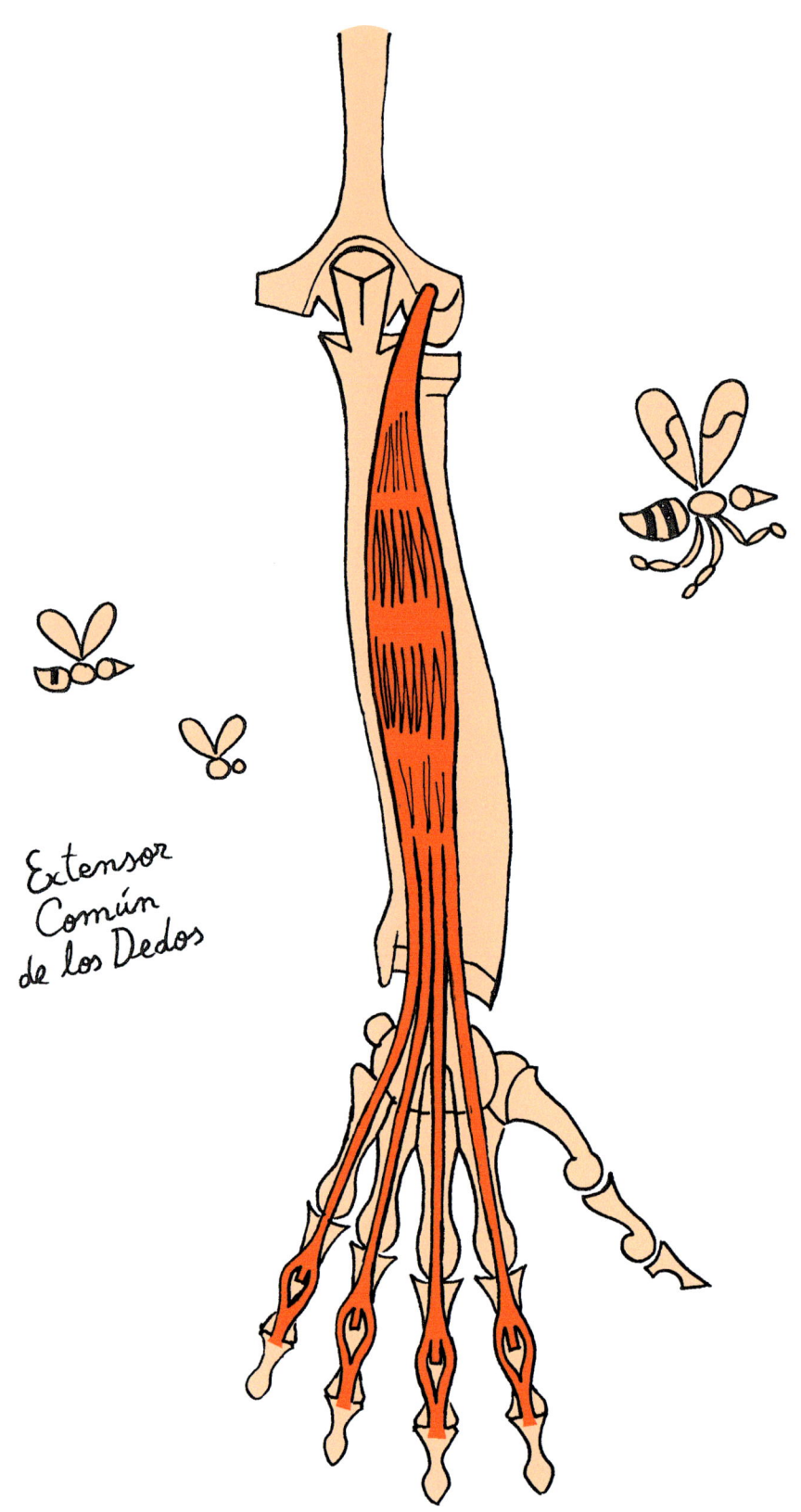

Extensor
Común
de los Dedos

74

EL SISTEMA ÓSEO
La Mano

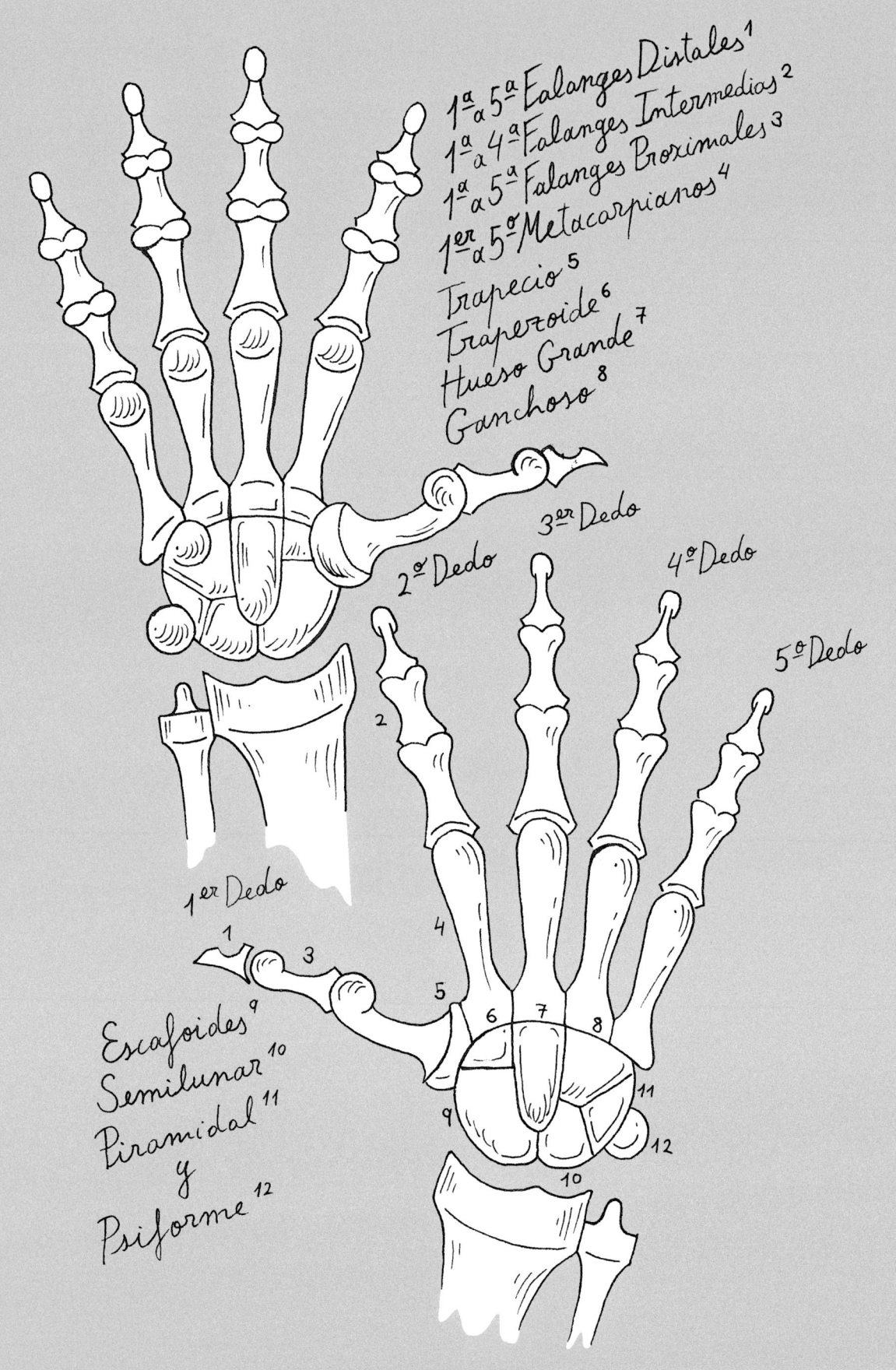

1ª a 5ª Falanges Distales [1]
1ª a 4ª Falanges Intermedias [2]
1ª a 5ª Falanges Proximales [3]
1er a 5º Metacarpianos [4]

Trapecio [5]
Trapezoide [6]
Hueso Grande [7]
Ganchoso [8]

2º Dedo
3er Dedo
4º Dedo
5º Dedo

1er Dedo

Escafoides [9]
Semilunar [10]
Piramidal [11]
y
Pisiforme [12]

76

LOS LIGAMENTOS ESTABILIZADORES

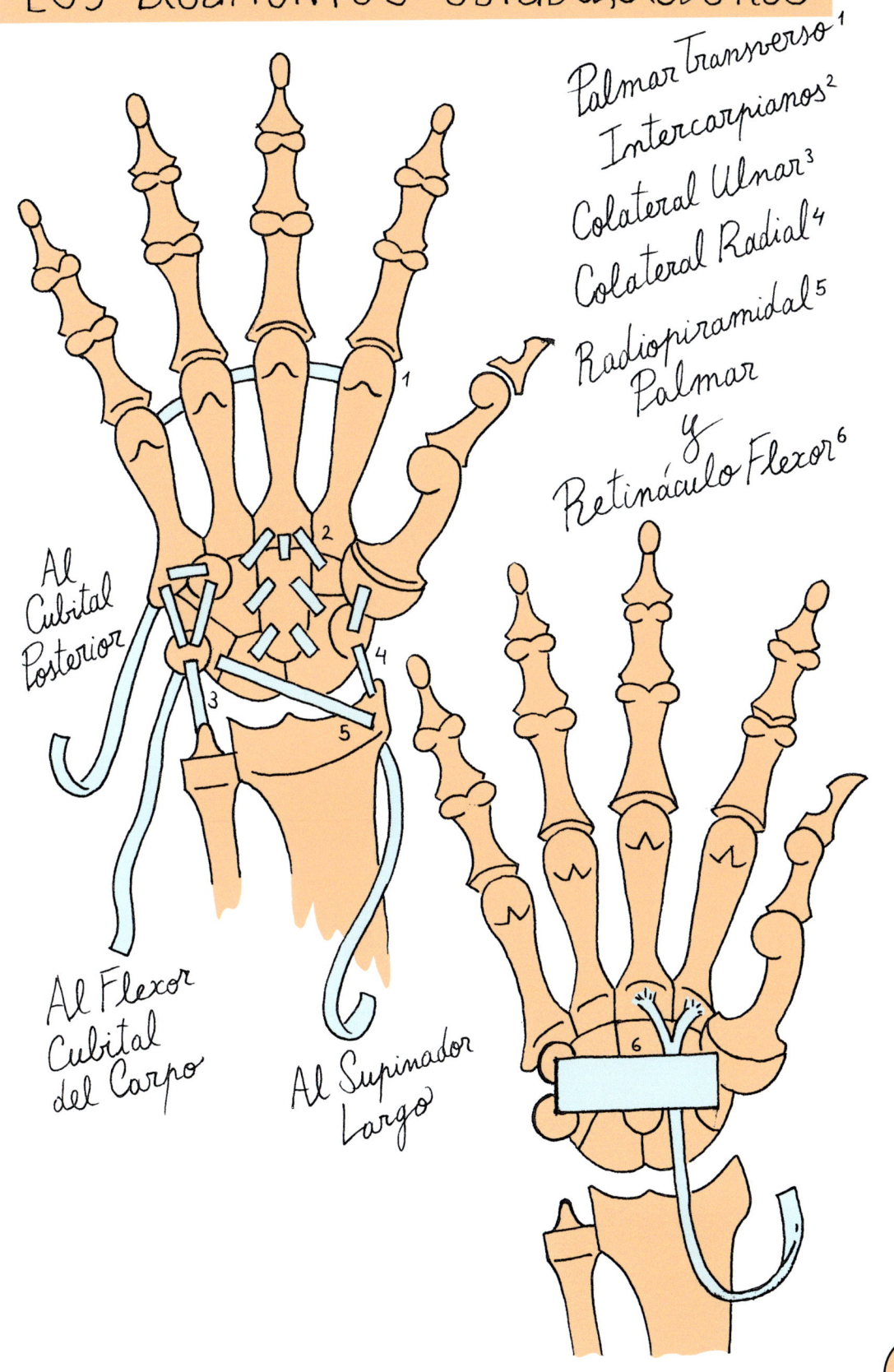

Palmar Transverso [1]
Intercarpianos [2]
Colateral Ulnar [3]
Colateral Radial [4]
Radiopiramidal [5]
Palmar
y
Retináculo Flexor [6]

Al Cubital Posterior

Al Flexor Cubital del Carpo

Al Supinador Largo

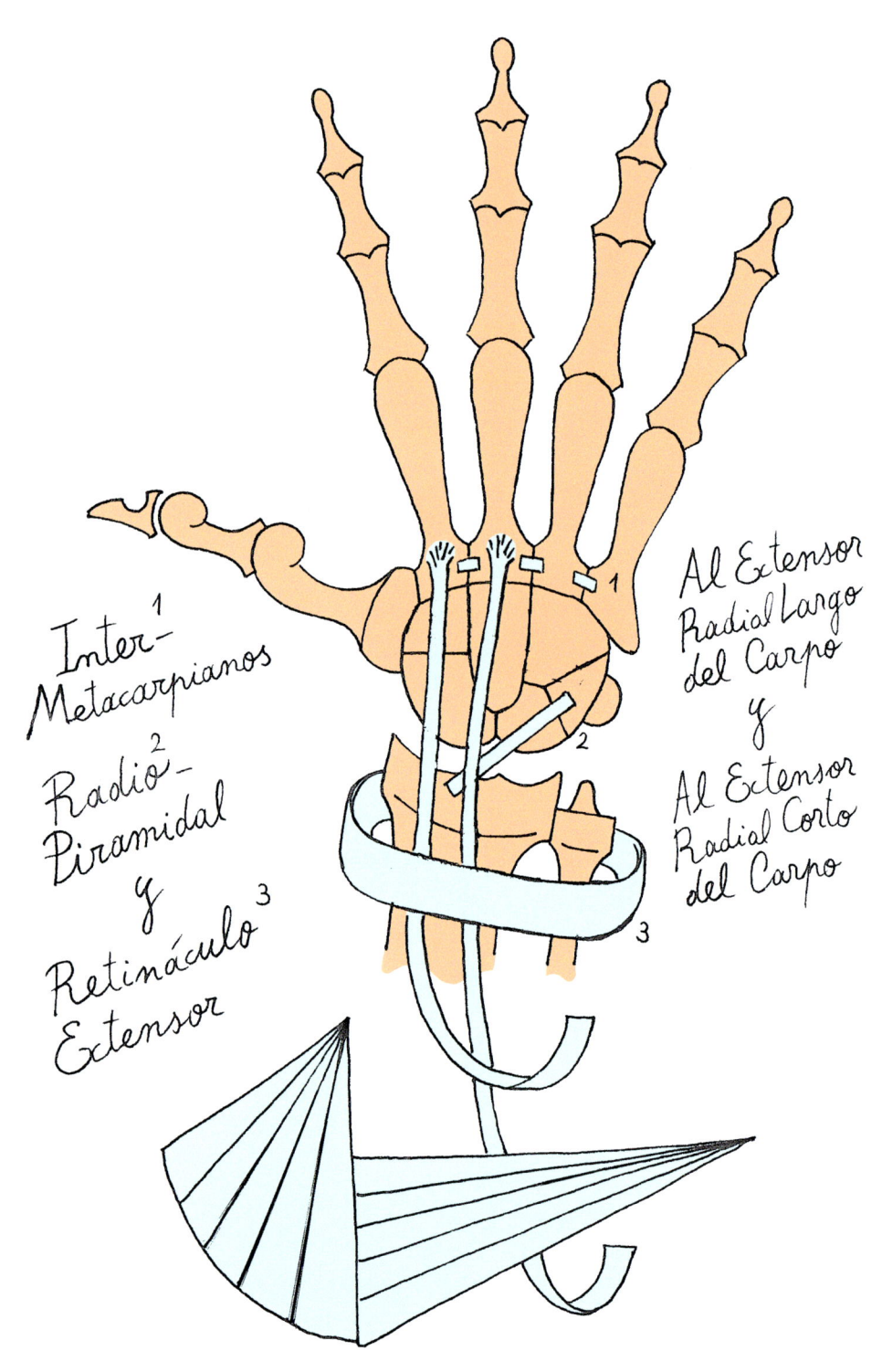

Inter-^{1}
Metacarpianos

Radio-^{2}
Piramidal
y
Retináculo^3
Extensor

Al Extensor
Radial Largo
del Carpo
y
Al Extensor
Radial Corto
del Carpo

1
2
3

CAPACIDAD CONCENTRICA DE LA MANO

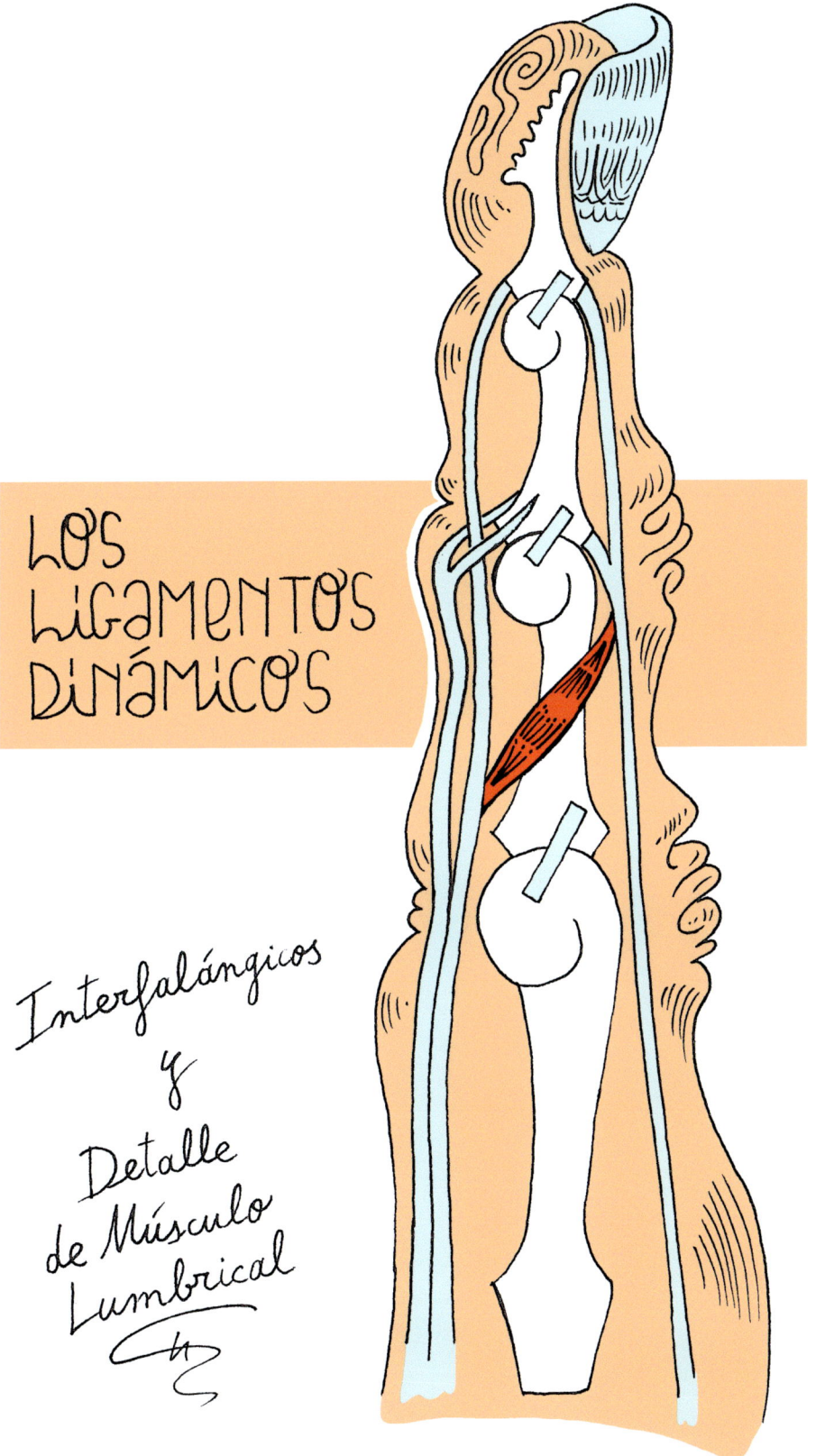

LOS LIGAMENTOS DINÁMICOS

Interfalángicos
y
Detalle
de Músculo
Lumbrical

Extensión y Flexión de la Mano

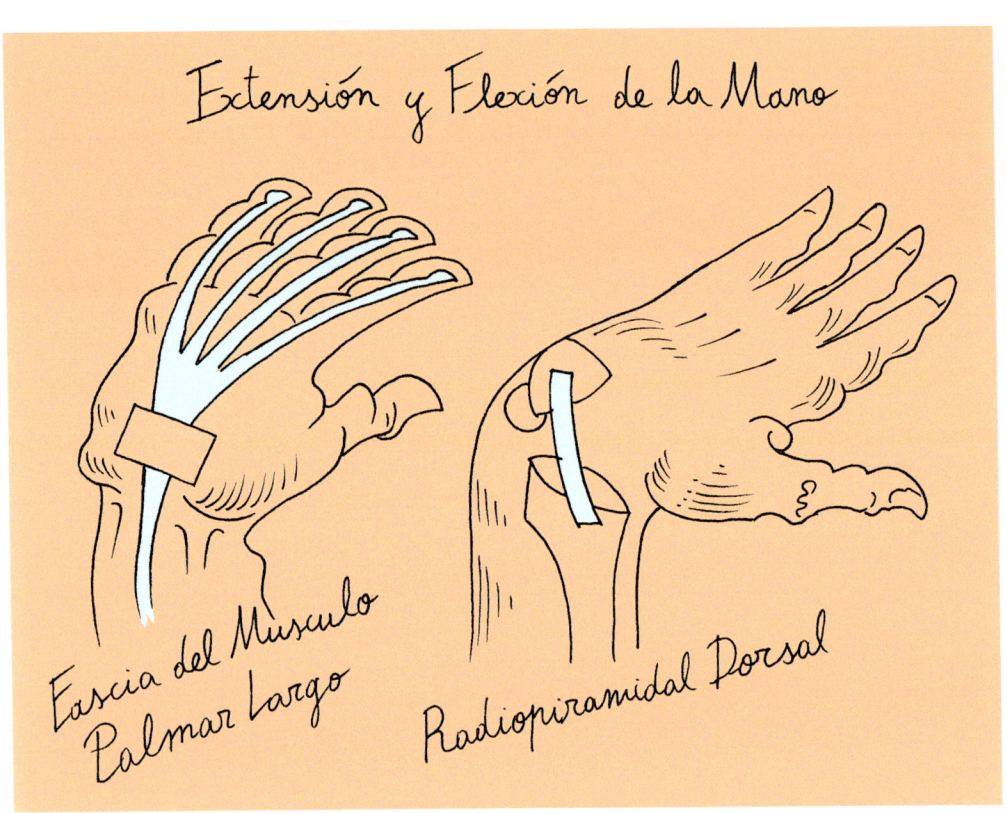

Fascia del Musculo
Palmar Largo

Radiopiramidal Dorsal

Desviación Ulnar y Radial de la Mano

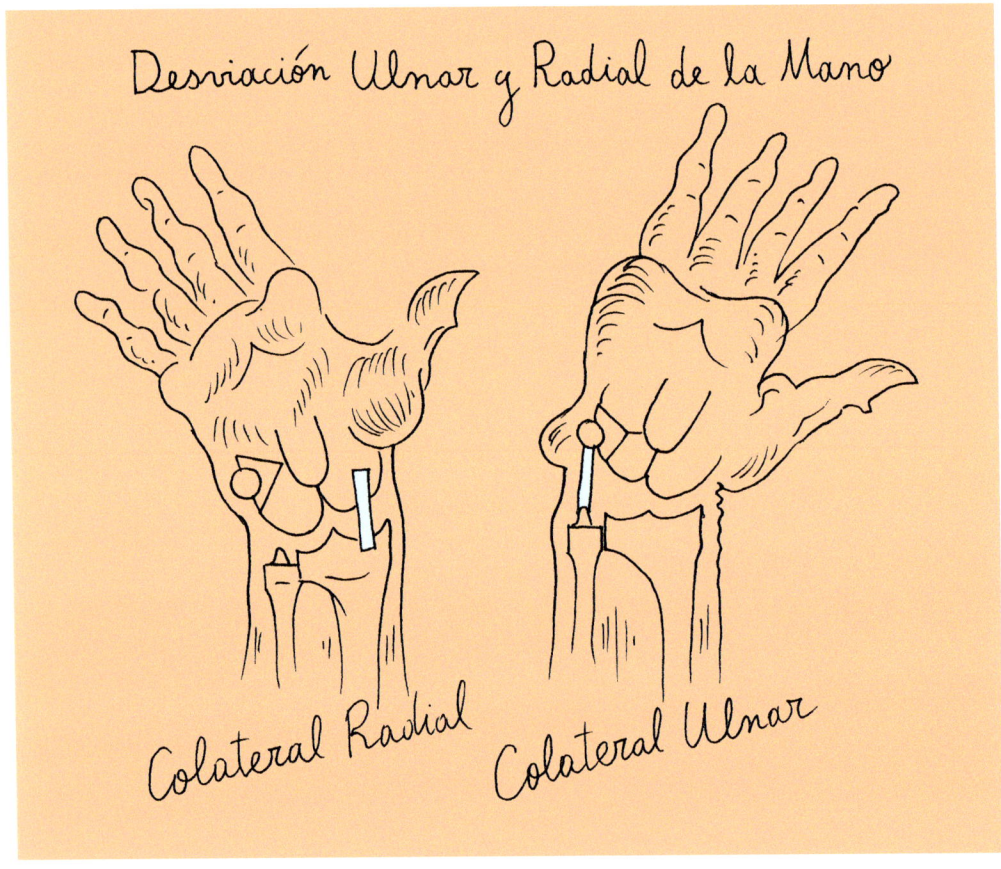

Colateral Radial

Colateral Ulnar

EL SISTEMA MUSCULAR

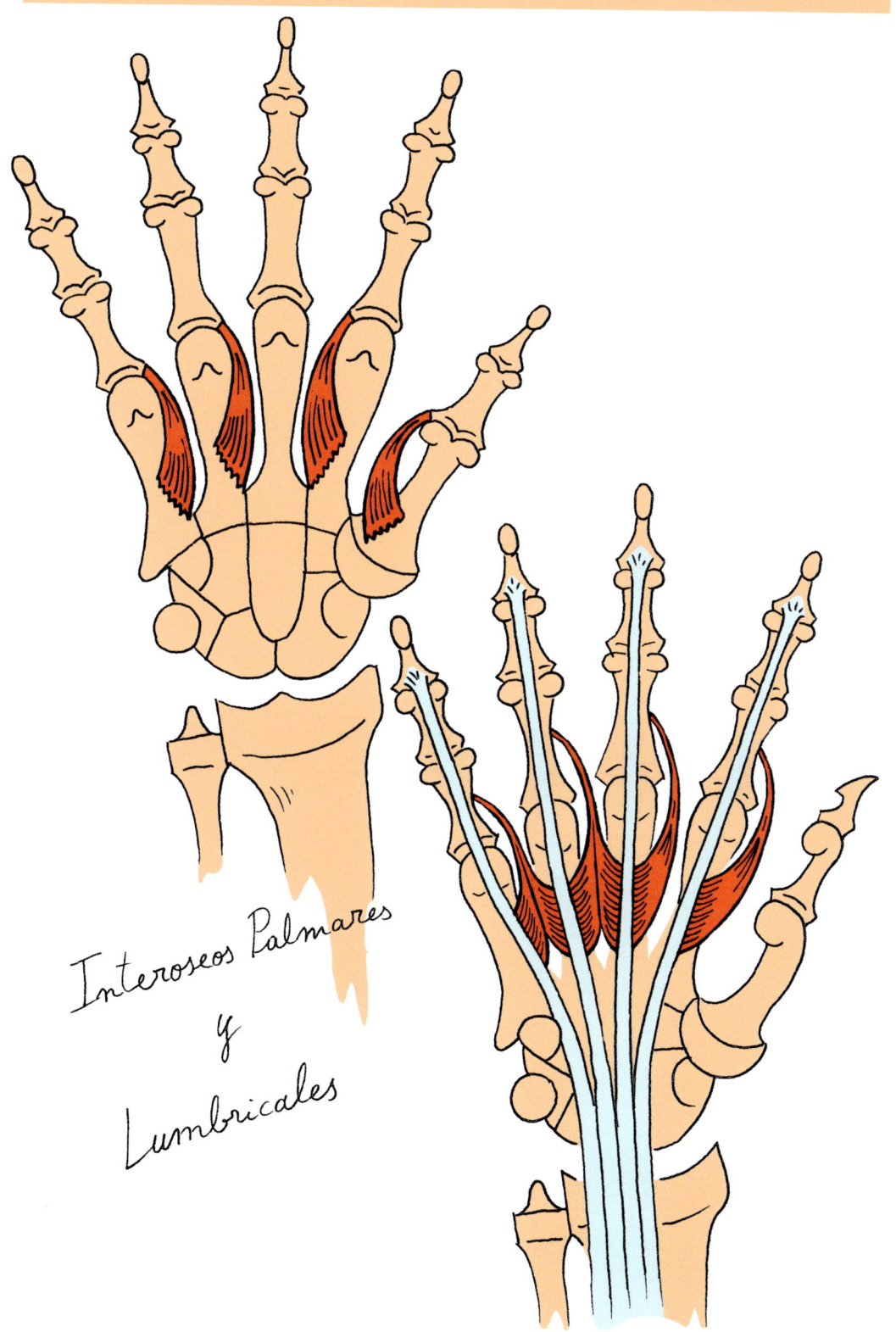

Interoseos Palmares
y
Lumbricales

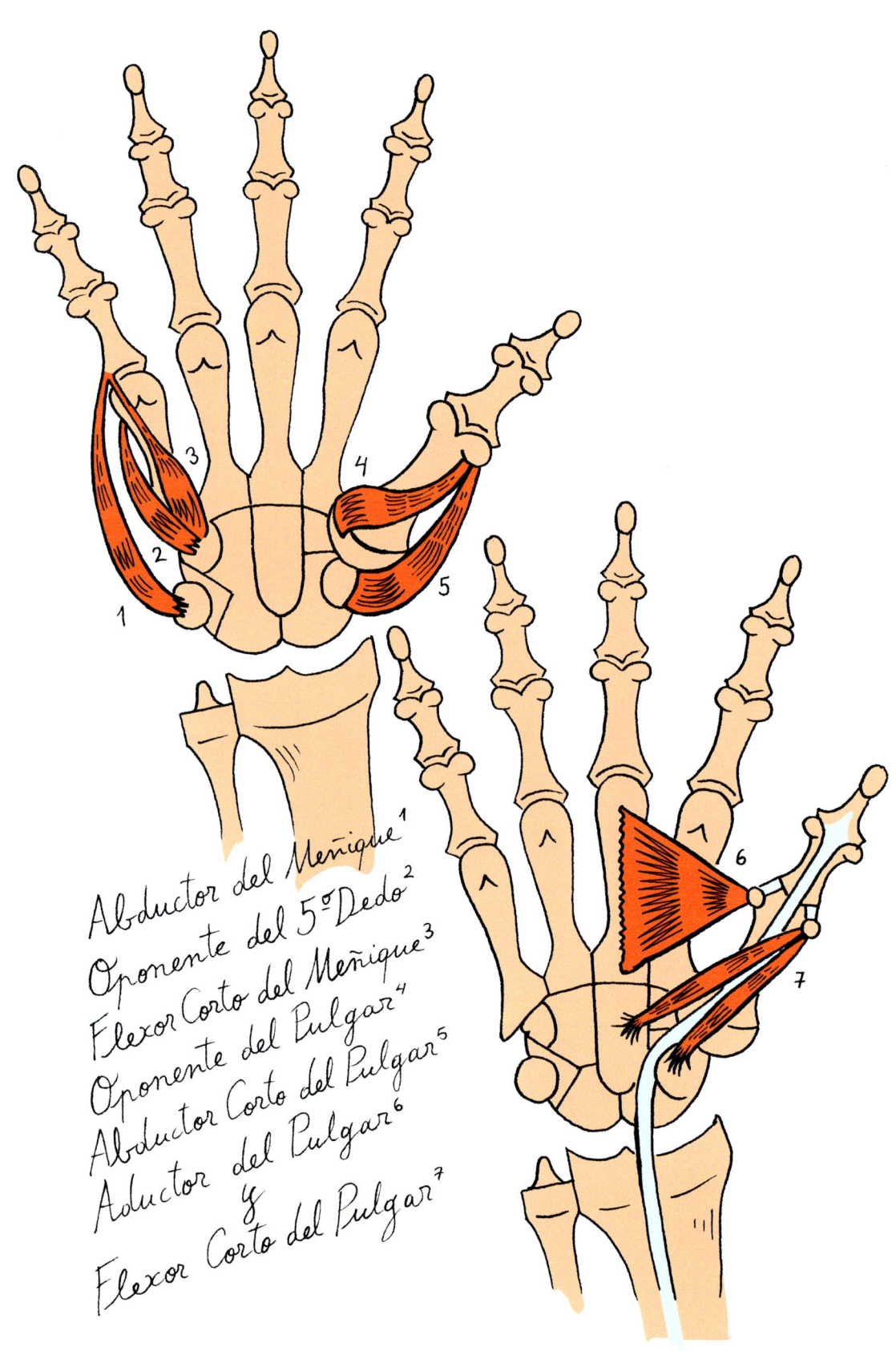

Abductor del Meñique[1]
Oponente del 5º Dedo[2]
Flexor Corto del Meñique[3]
Oponente del Pulgar[4]
Abductor Corto del Pulgar[5]
Aductor del Pulgar[6]
y
Flexor Corto del Pulgar[7]

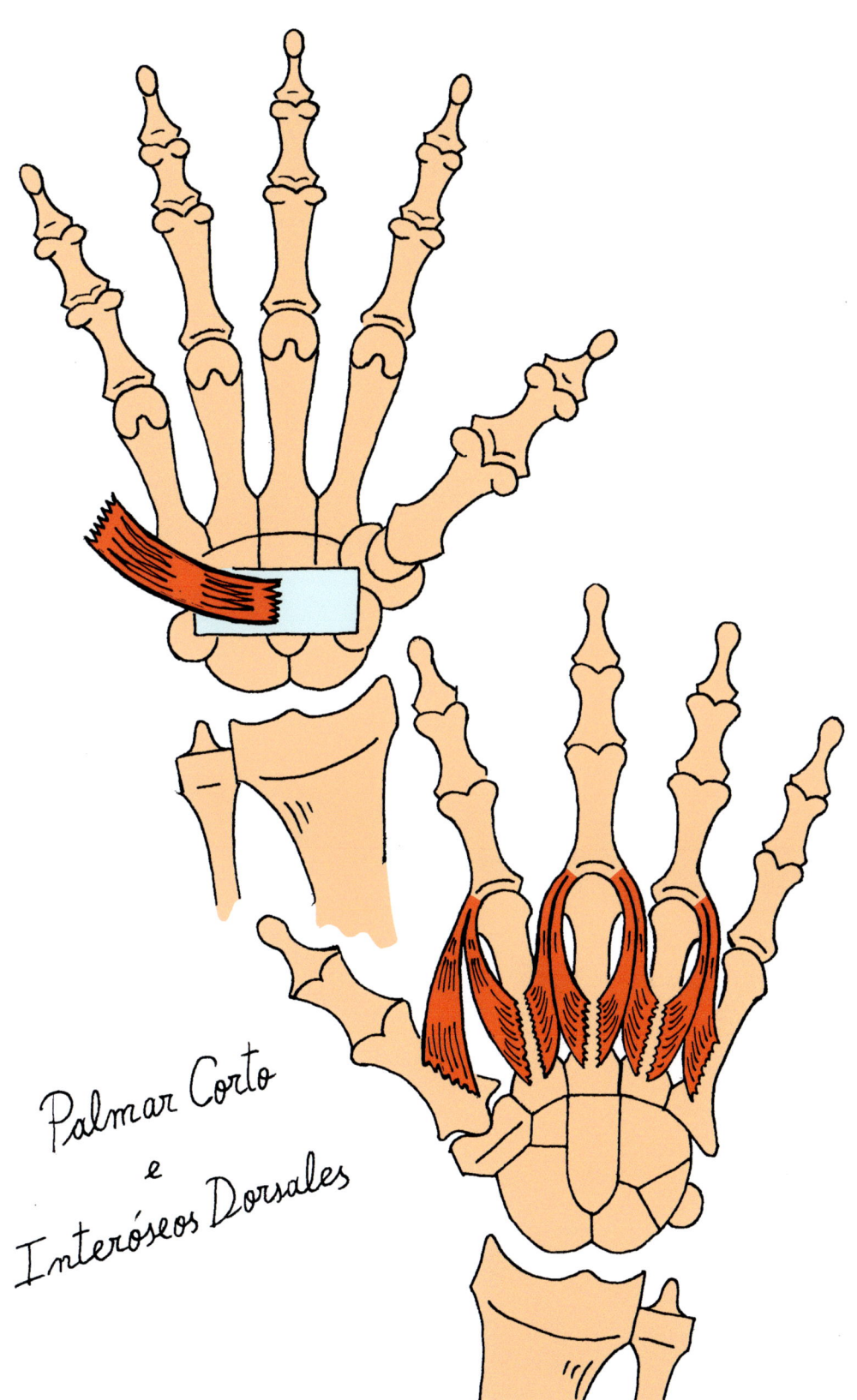

Palmar Corto
e
Interóseos Dorsales

EL SISTEの

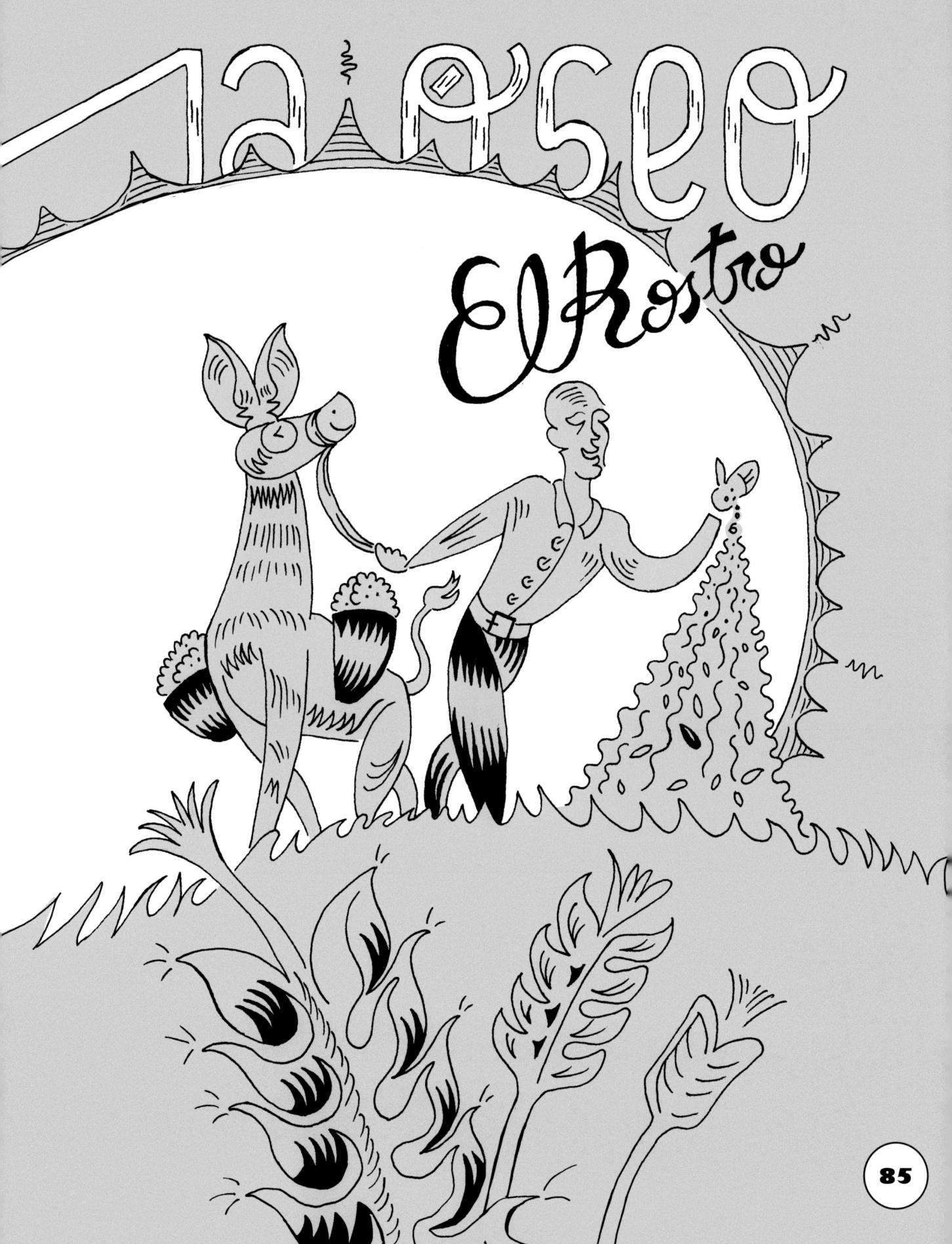

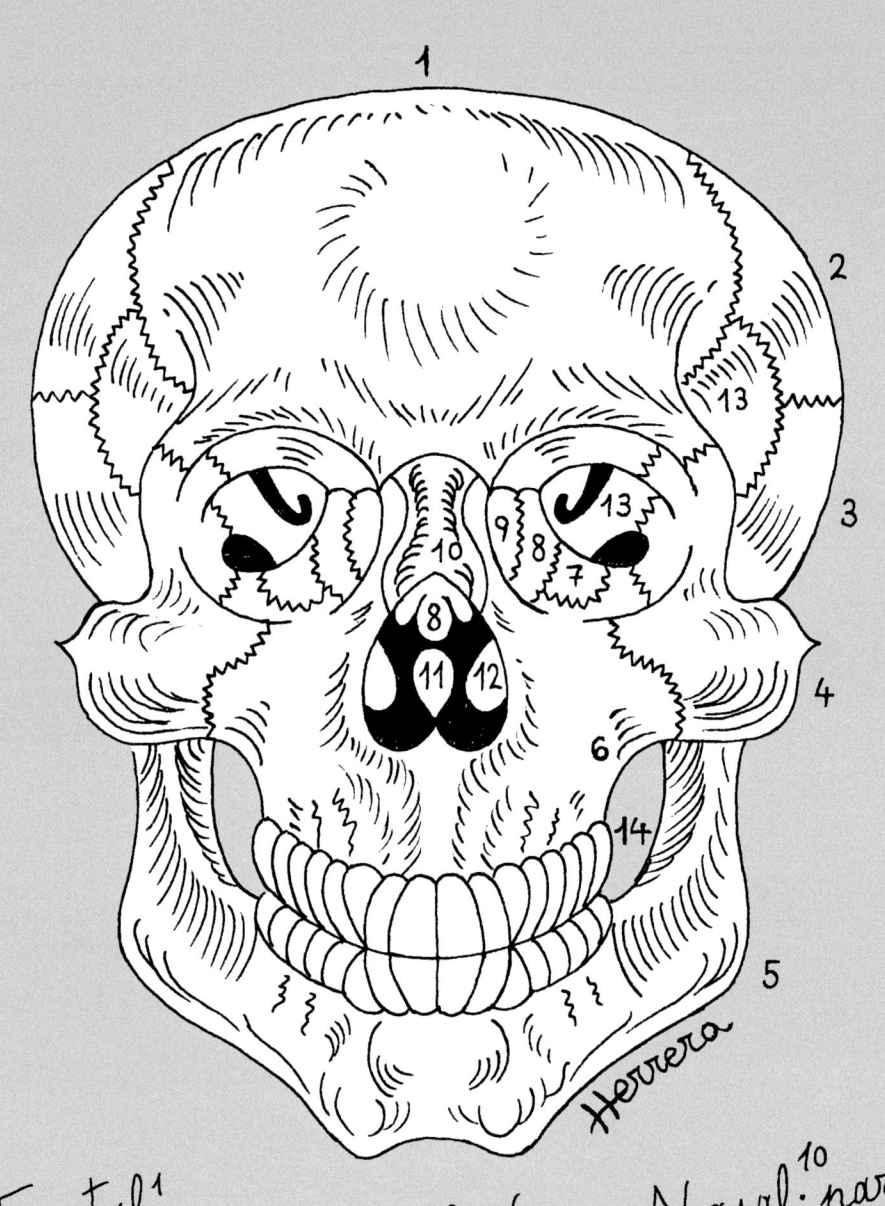

Frontal[1]
Parietal;[2] par
Temporal;[3] par
Cigomático;[4] par
Mandibular[5]

Maxilar[6]
Palatino;[7] par
Etmoides[8]
Lagrimal;[9] par

Nasal;[10] par
Hueso de Vomer[11]
Cornetes;[12] par
Esfenoides[13]
Dientes; 16 pares[14]

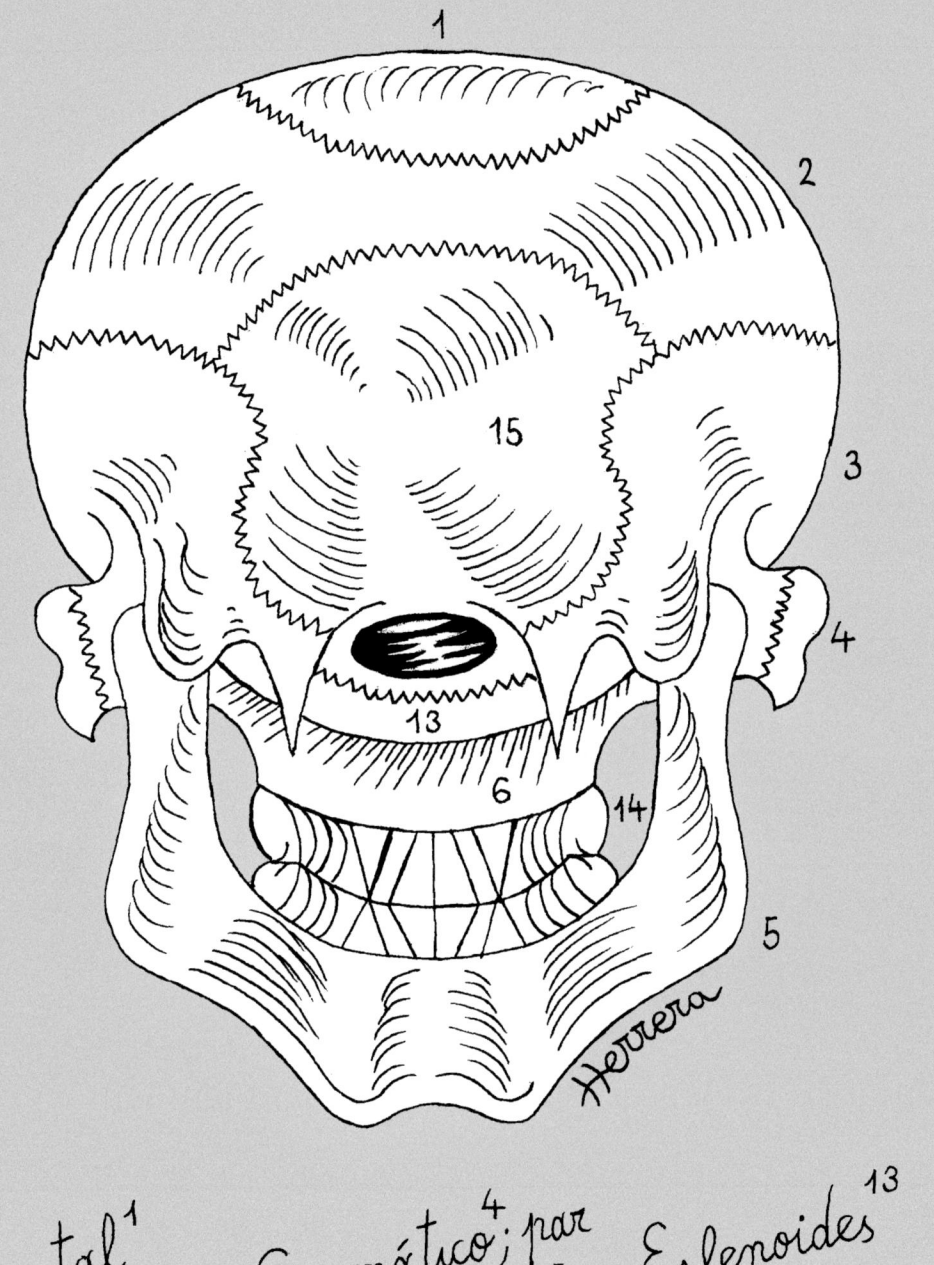

Frontal[1]
Parietal; par[2] Cigomático; par[4] Esfenoides[13]
Temporal; par[3] Mandibular[5] Dientes[14] 16 pares
Maxilar[6] Occipital[15]

LOS LIGAMENTOS ESTABILIZADORES

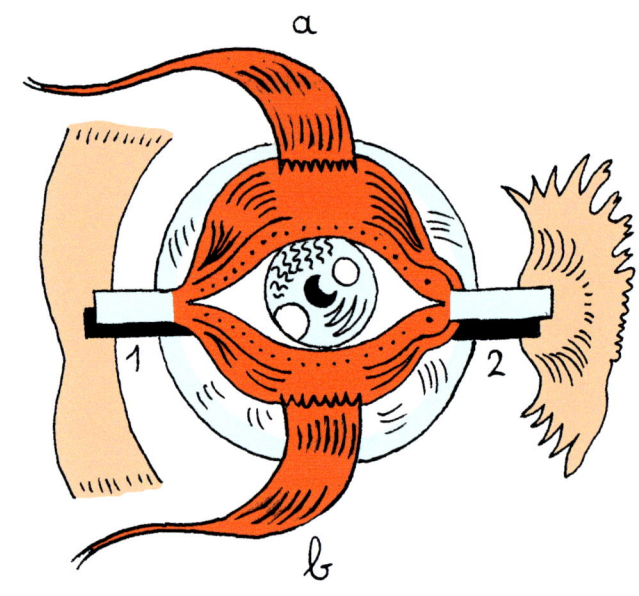

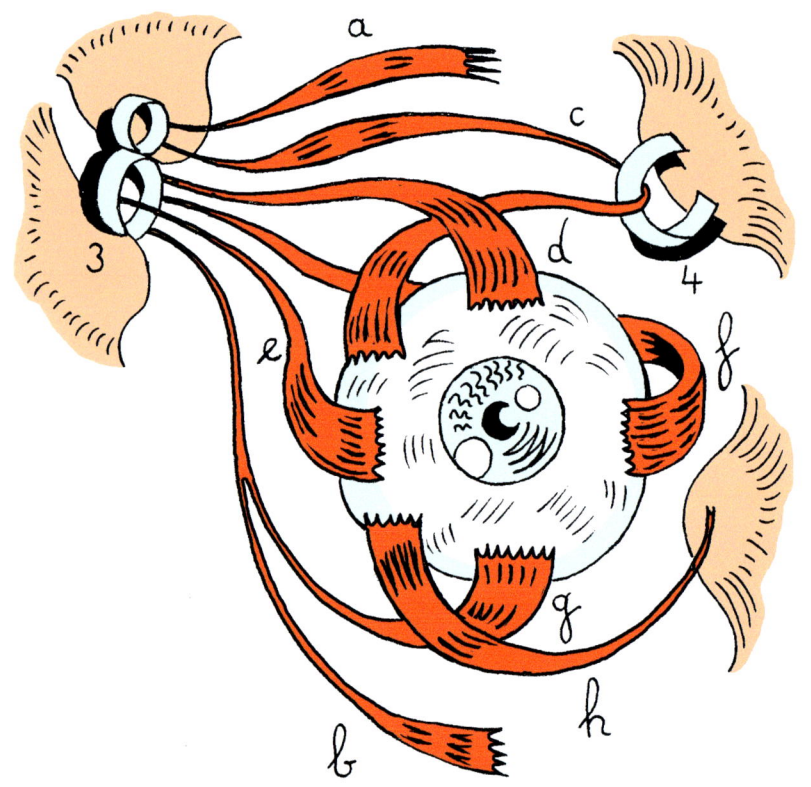

O J O   D E R E C H O

Detalle
de los
Músculos;

Tarso Cigomático [1]

Tarso Lagrimal [2]

Doble Anillo [3]
de Zinn
o
Doble Anillo
Esfenoideo

y

Troclear Frontal [4]

Elevador del [a]
Párpado Superior

Depresor del [b]
Párpado Inferior

Oblicuo Mayor [c]
u
Oblicuo Esfenoideo

Recto Superior [d]

Recto Lateral [e]

Recto Medial [f]

Recto Inferior [g]

y

Oblicuo Menor [h]
u
Oblicuo Maxilar

89

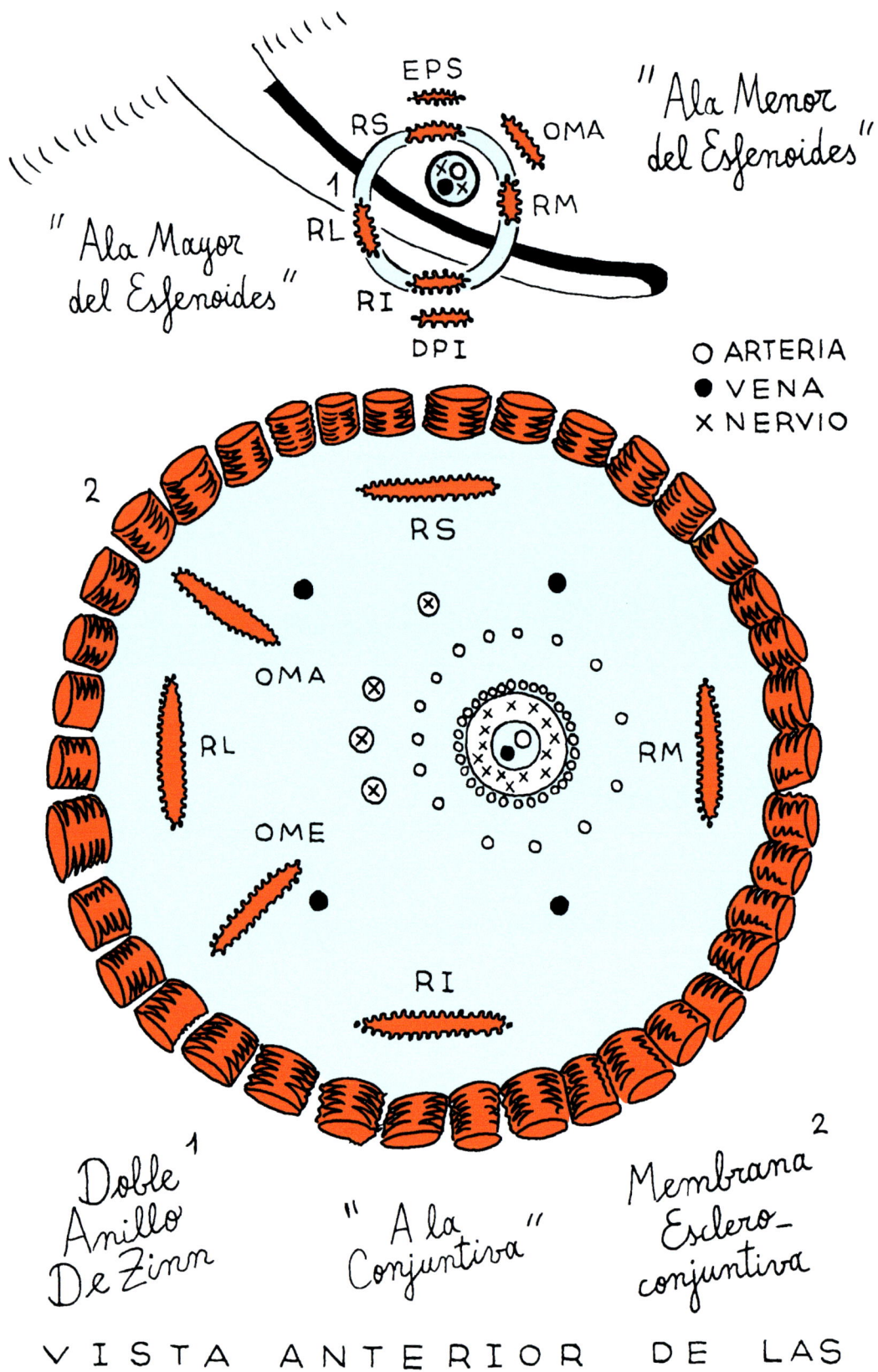

"Ala Menor del Esfenoides"

"Ala Mayor del Esfenoides"

EPS

RS   OMA

1

RL   RM

RI

DPI

O ARTERIA
● VENA
✕ NERVIO

2

RS

OMA

RL

RM

OME

RI

Doble¹ Anillo De Zinn

"A la Conjuntiva"

Membrana² Esclero-conjuntiva

VISTA ANTERIOR DE LAS INSERCIONES DEL OJO DERECHO

90

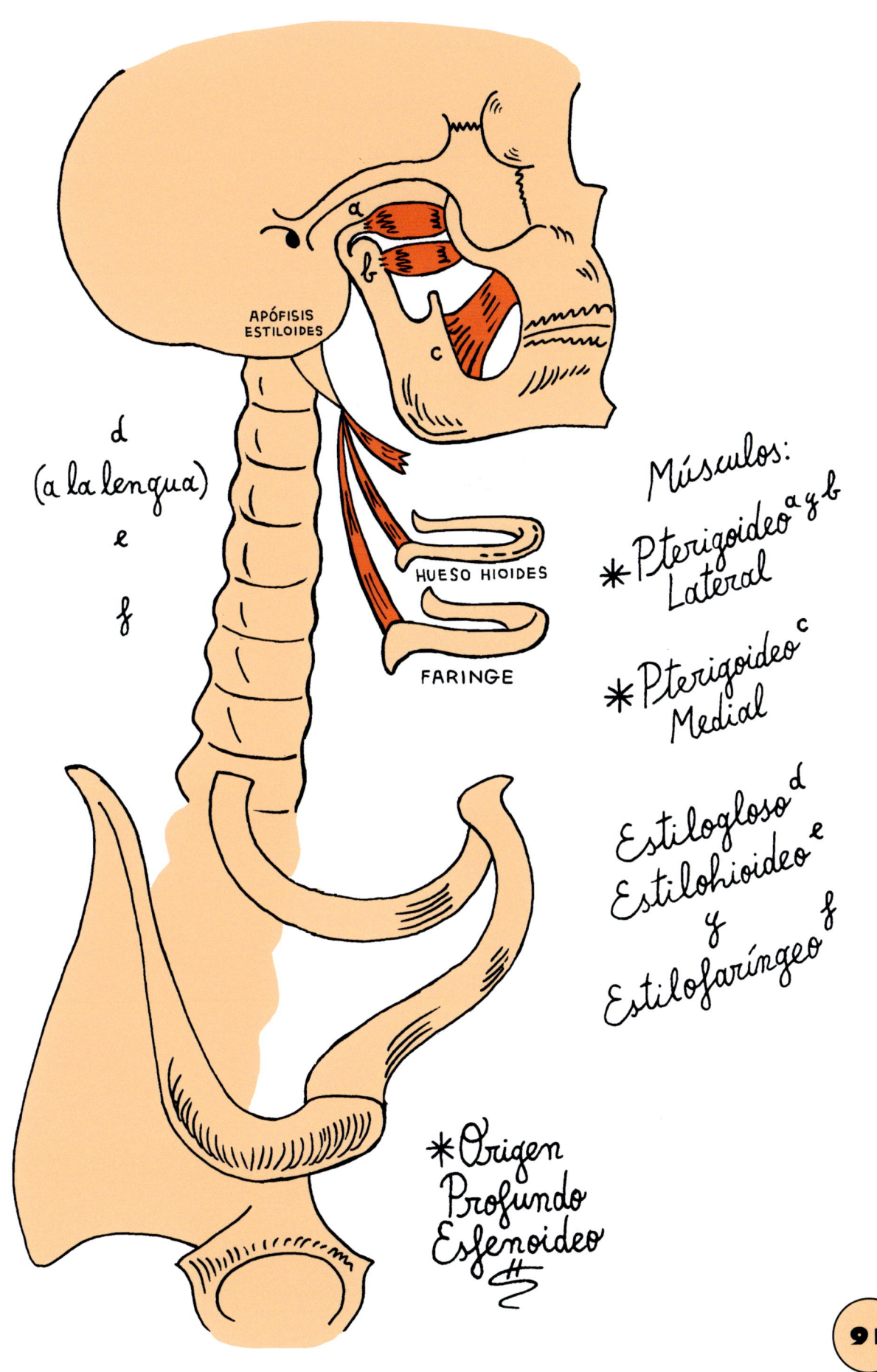

APÓFISIS
ESTILOIDES

d
(a la lengua)
e
f

a

b

c

HUESO HIOIDES

FARINGE

Músculos:

✳ Pterigoideo a y b
Lateral

✳ Pterigoideo c
Medial

Estilogloso d
Estilohioideo e
y
Estilofaríngeo f

✳ Origen
Profundo
Esfenoideo

91

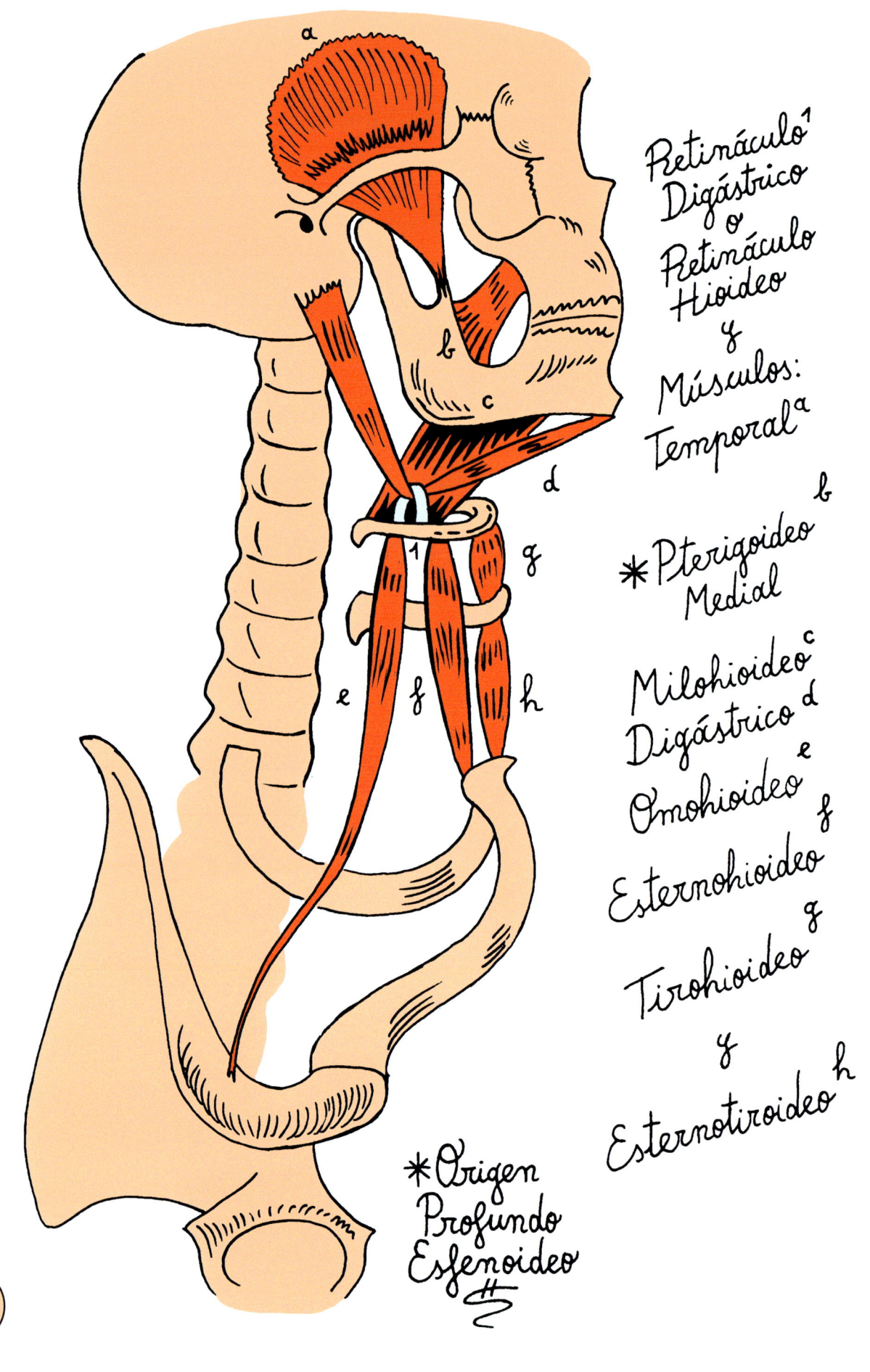

Retináculo[1]
Digástrico
o
Retináculo
Hioideo
y
Músculos:
Temporal[a]

❋ Pterigoideo[b]
Medial

Milohioideo[c]
Digástrico[d]
Omohioideo[e]
Esternohioideo[f]
Tirohioideo[g]
y
Esternotiroideo[h]

❋ Origen
Profundo
Esfenoideo

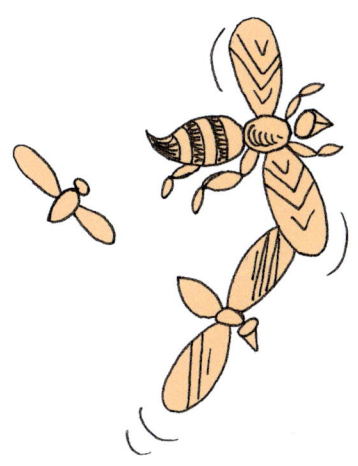

LOS LIGAMENTOS

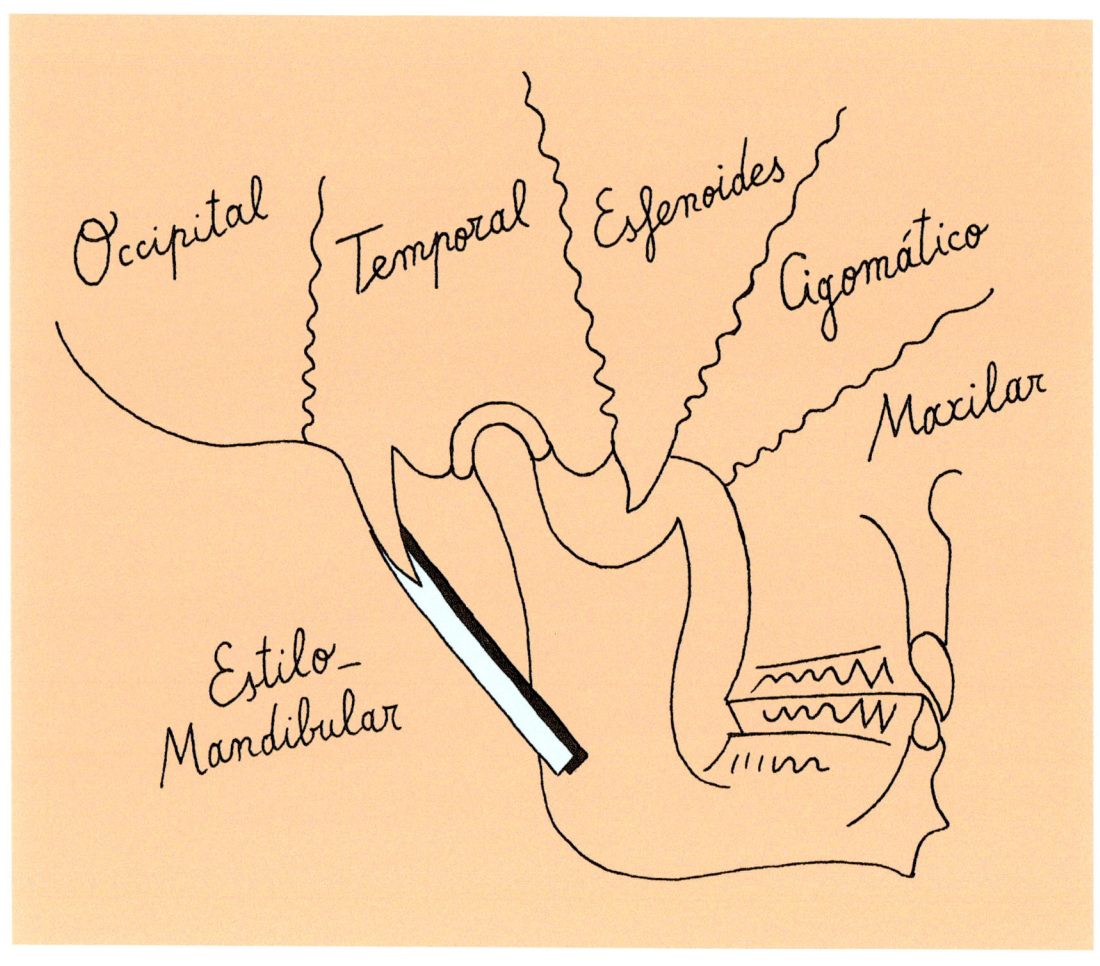

Occipital

Temporal

Esfenoides

Cigomático

Maxilar

Estilo-Mandibular

V I S T A

DINÁMICOS

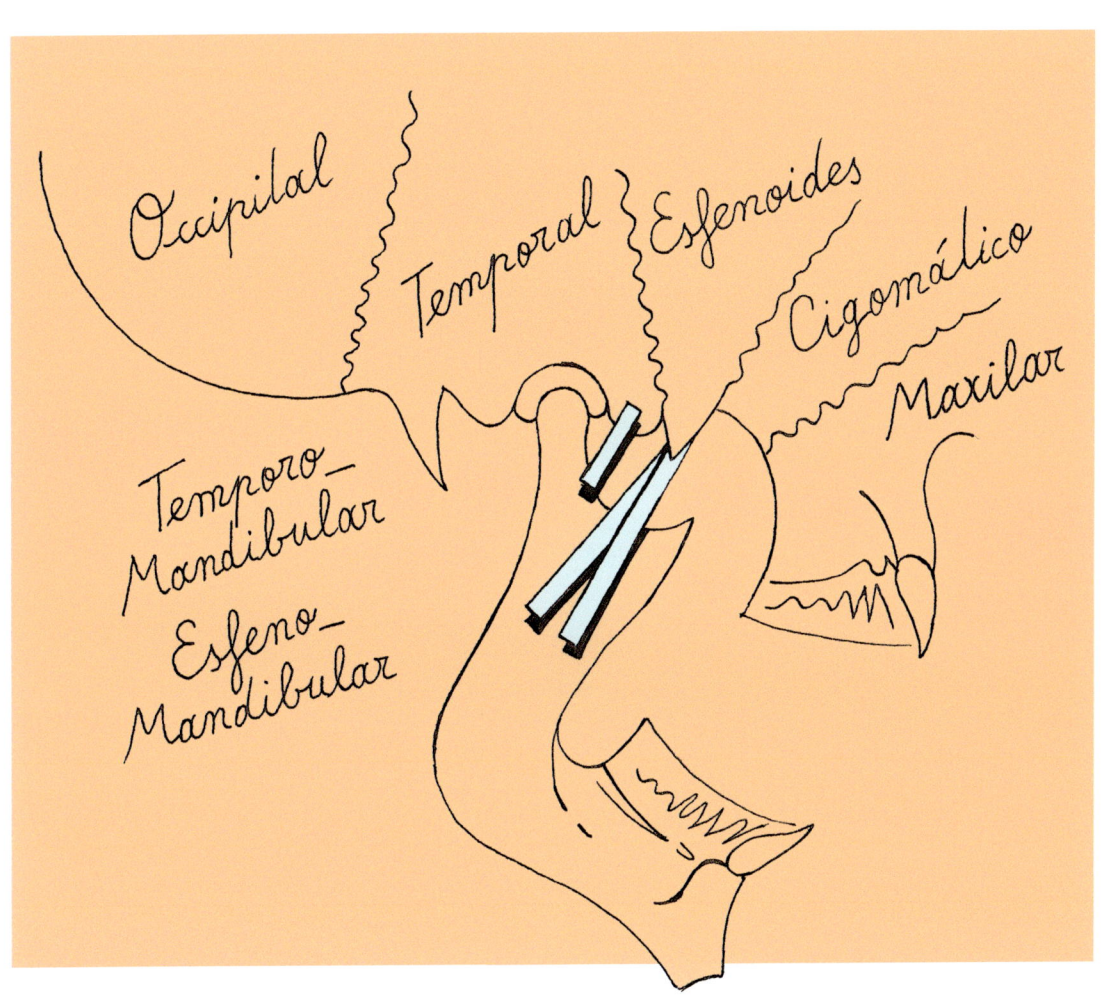

Occipital

Temporal Esfenoides

Cigomático

Maxilar

Temporo–
Mandibular

Esfeno–
Mandibular

M E D I A L

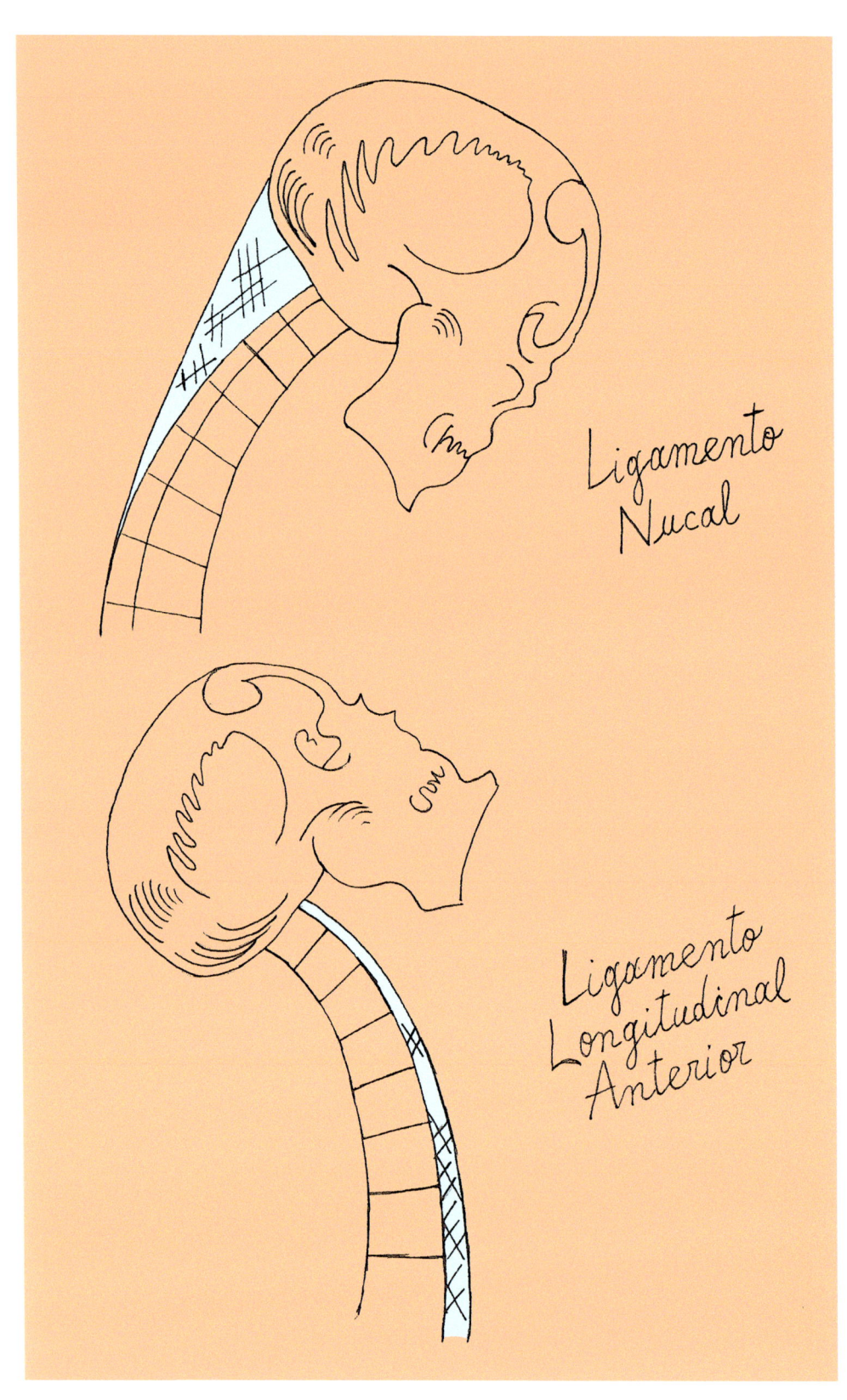

Ligamento
Nucal

Ligamento
Longitudinal
Anterior

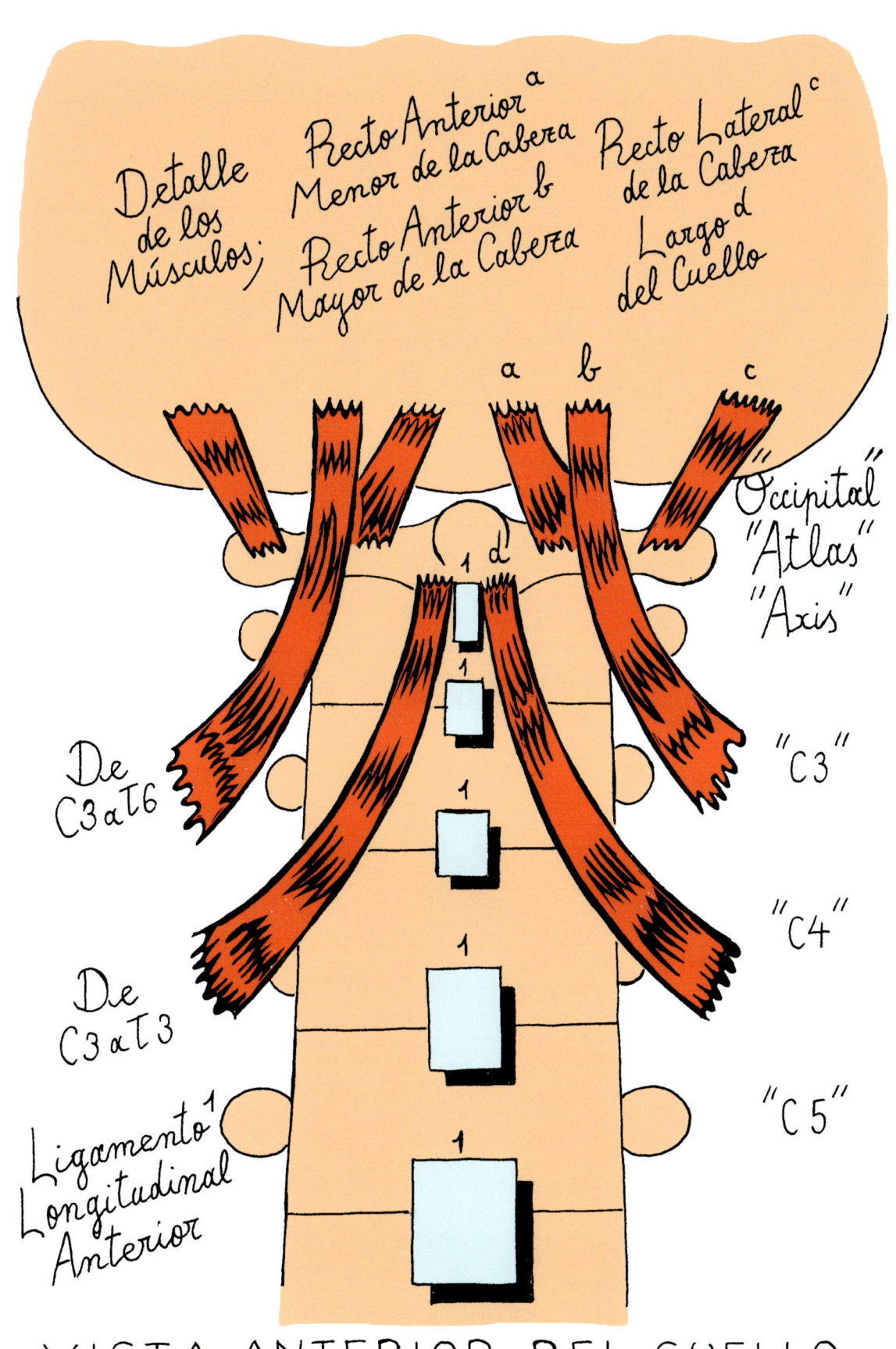

Detalle de los Músculos;

Recto Anterior [a] Menor de la Cabeza

Recto Anterior [b] Mayor de la Cabeza

Recto Lateral [c] de la Cabeza

Largo [d] del Cuello

"Occipital"
"Atlas"
"Axis"

De C3 a T6

De C3 a T3

Ligamento [1] Longitudinal Anterior

"C3"

"C4"

"C5"

VISTA ANTERIOR DEL CUELLO

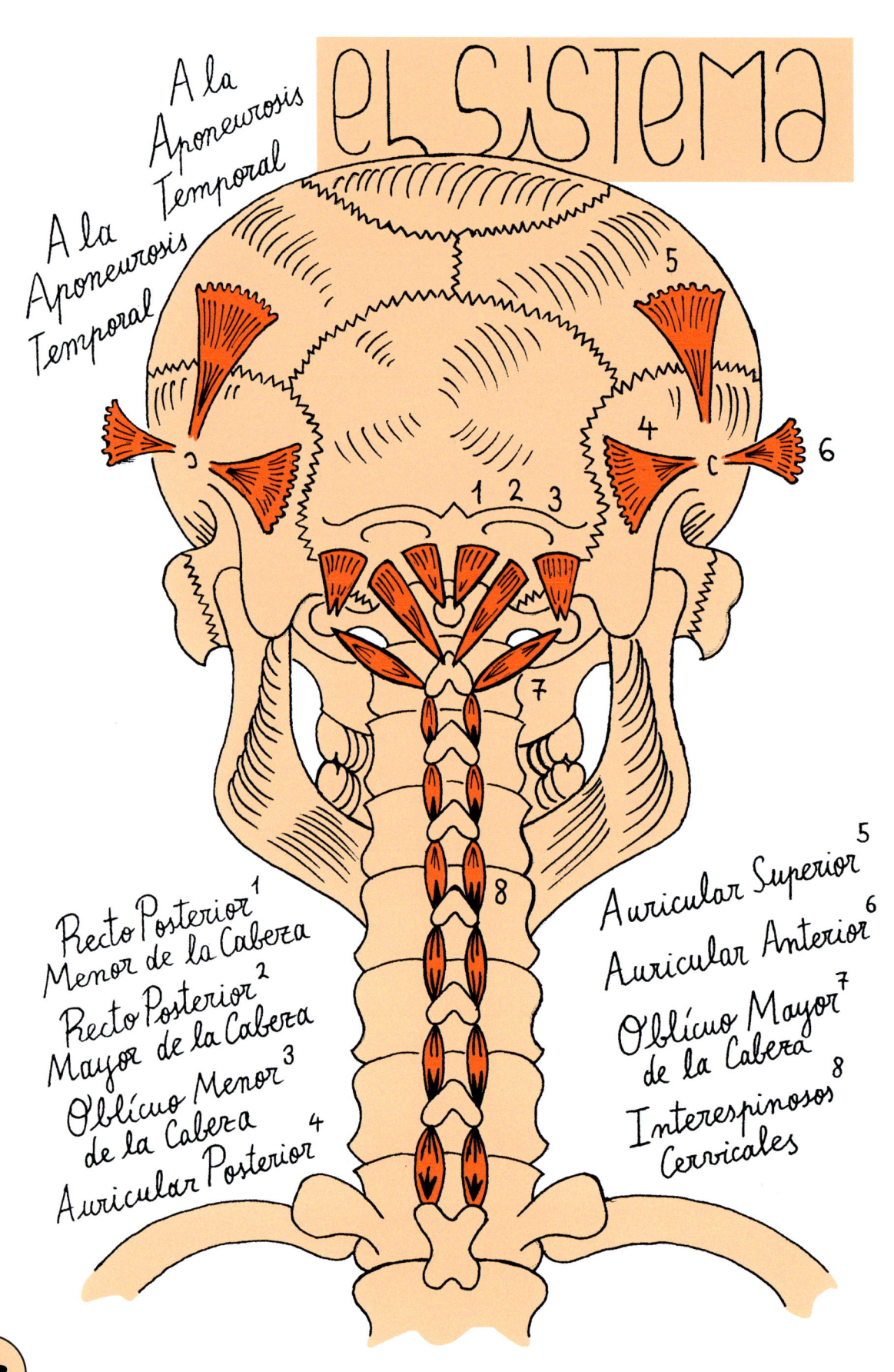

EL SISTEMA

A la Aponeurosis Temporal

A la Aponeurosis Temporal

Recto Posterior[1] Menor de la Cabeza

Recto Posterior[2] Mayor de la Cabeza

Oblícuo Menor[3] de la Cabeza

Auricular Posterior[4]

Auricular Superior[5]

Auricular Anterior[6]

Oblícuo Mayor[7] de la Cabeza

Interespinosos[8] Cervicales

MUSCULAR

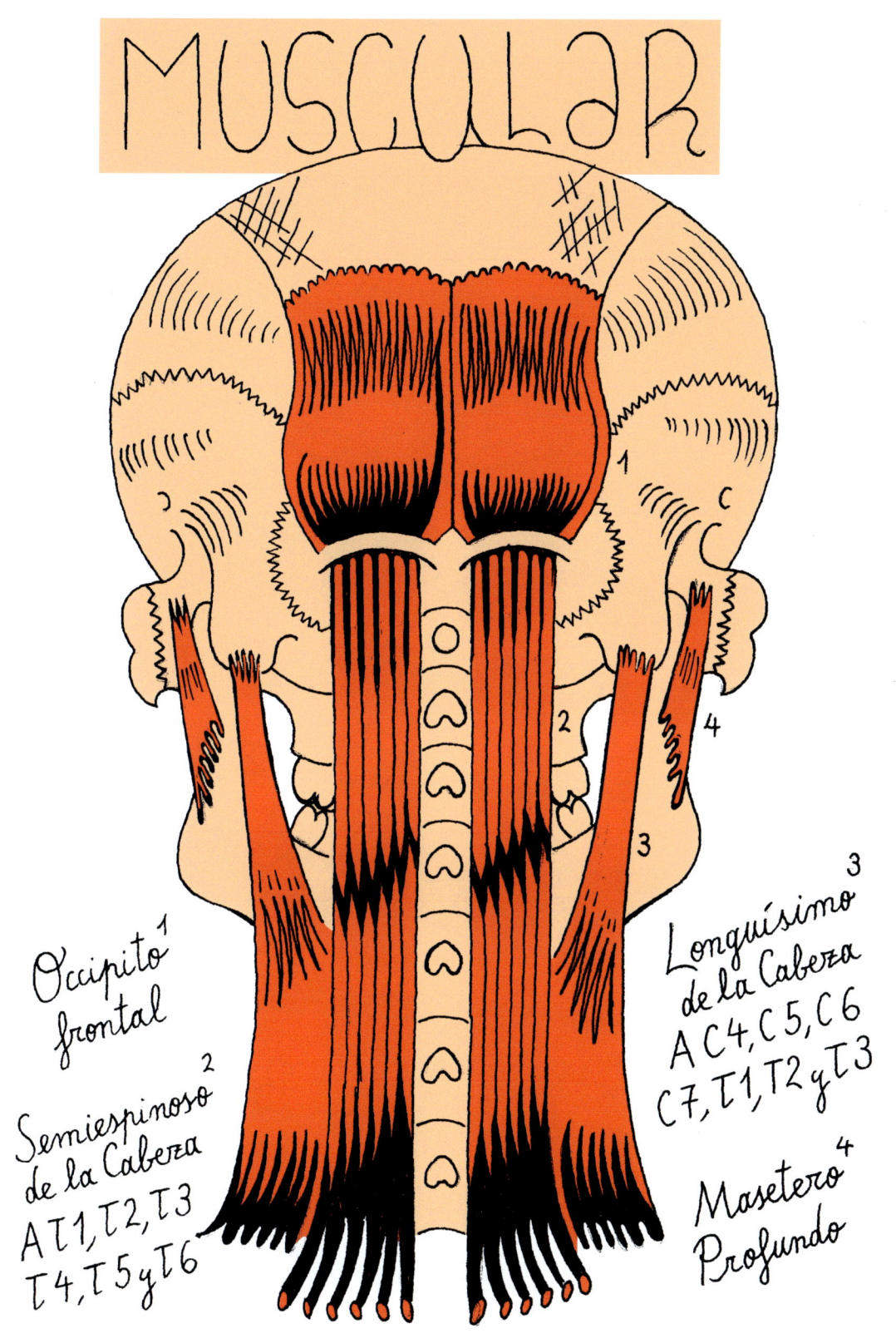

Occipito[1]
frontal

Semiespinoso[2]
de la Cabeza
A T1, T2, T3
T4, T5 y T6

Longuísimo[3]
de la Cabeza
A C4, C5, C6
C7, T1, T2 y T3

Masetero[4]
Profundo

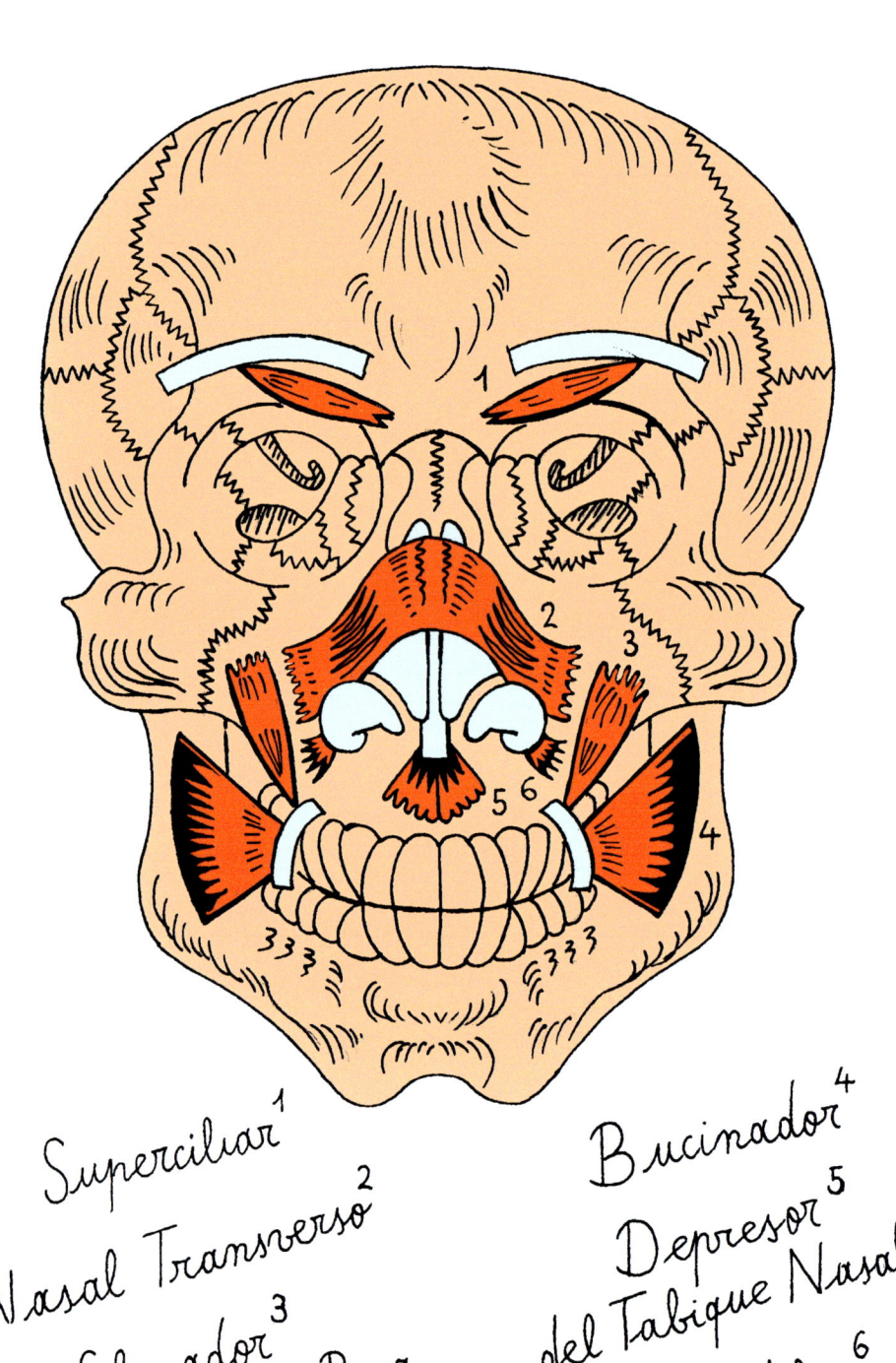

Superciliar¹

Nasal Transverso²

Elevador³
del Ángulo de la Boca

Bucinador⁴

Depresor⁵
del Tabique Nasal

Nasal Alar⁶

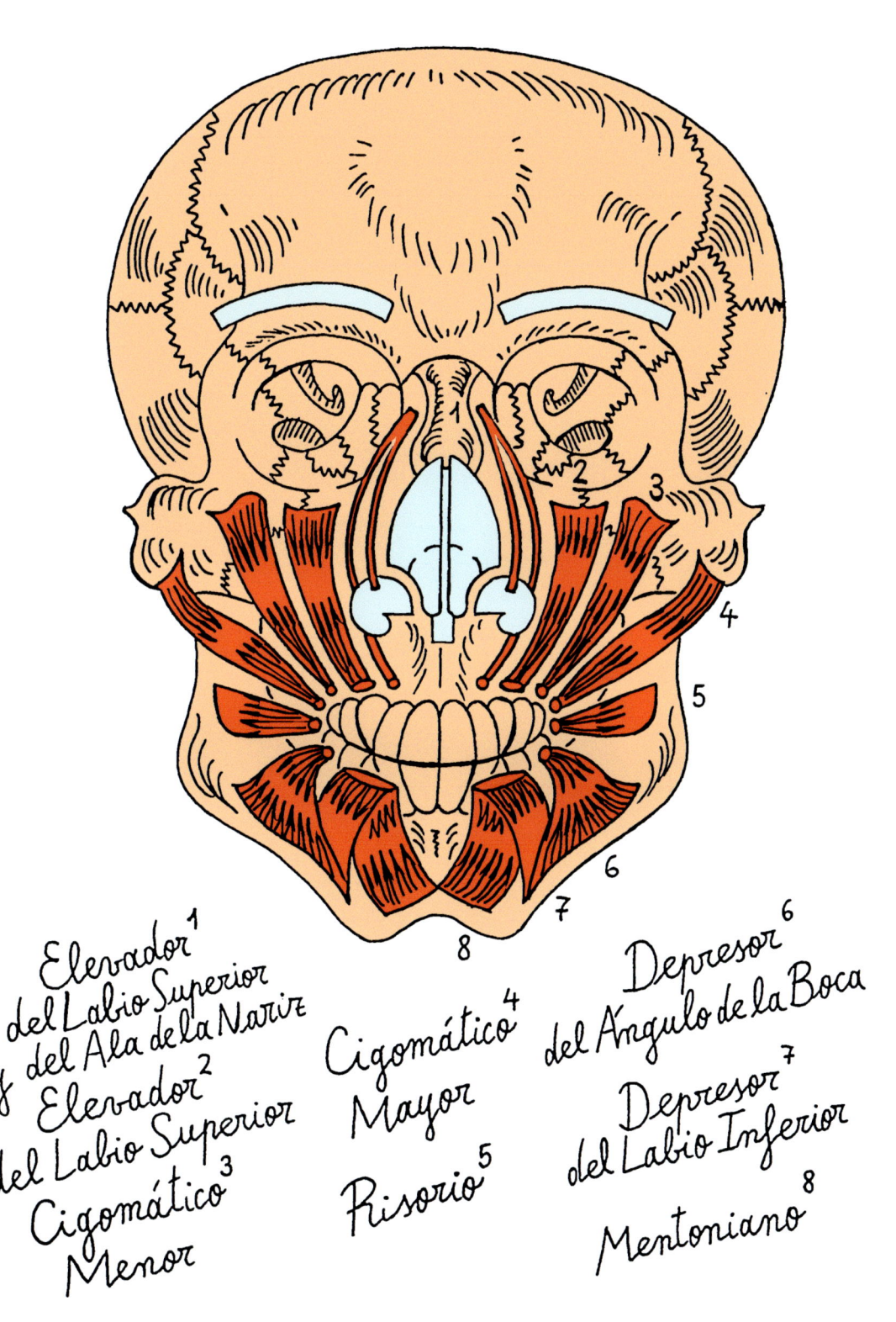

Elevador¹
del Labio Superior
y del Ala de la Nariz
Elevador²
del Labio Superior
Cigomático³
Menor

Cigomático⁴
Mayor

Risorio⁵

Depresor⁶
del Ángulo de la Boca
Depresor⁷
del Labio Inferior

Mentoniano⁸

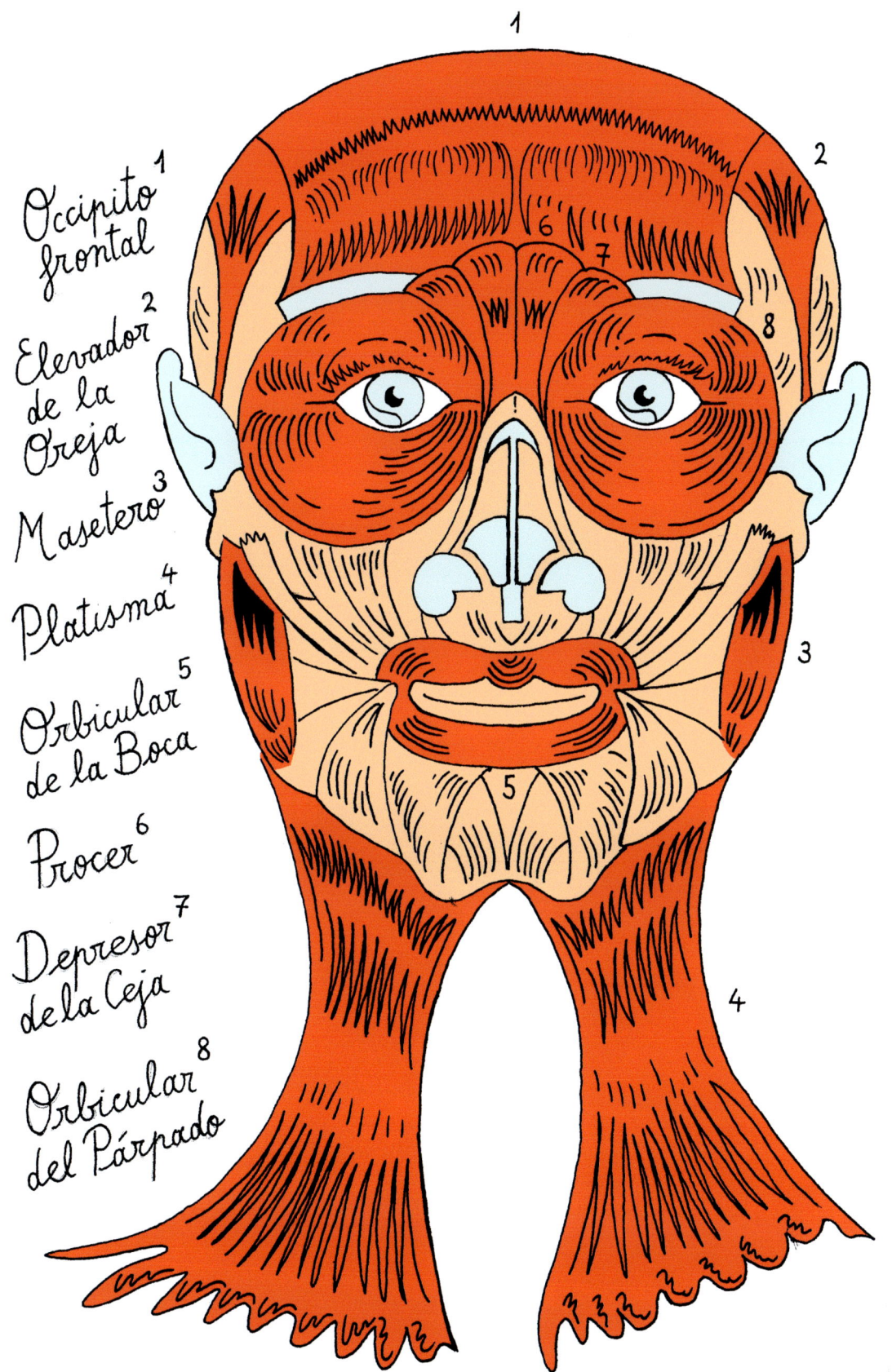

Occipito ¹ frontal

Elevador ² de la Oreja

Masetero ³

Platisma ⁴

Orbicular ⁵ de la Boca

Procer ⁶

Depresor ⁷ de la Ceja

Orbicular ⁸ del Párpado

103

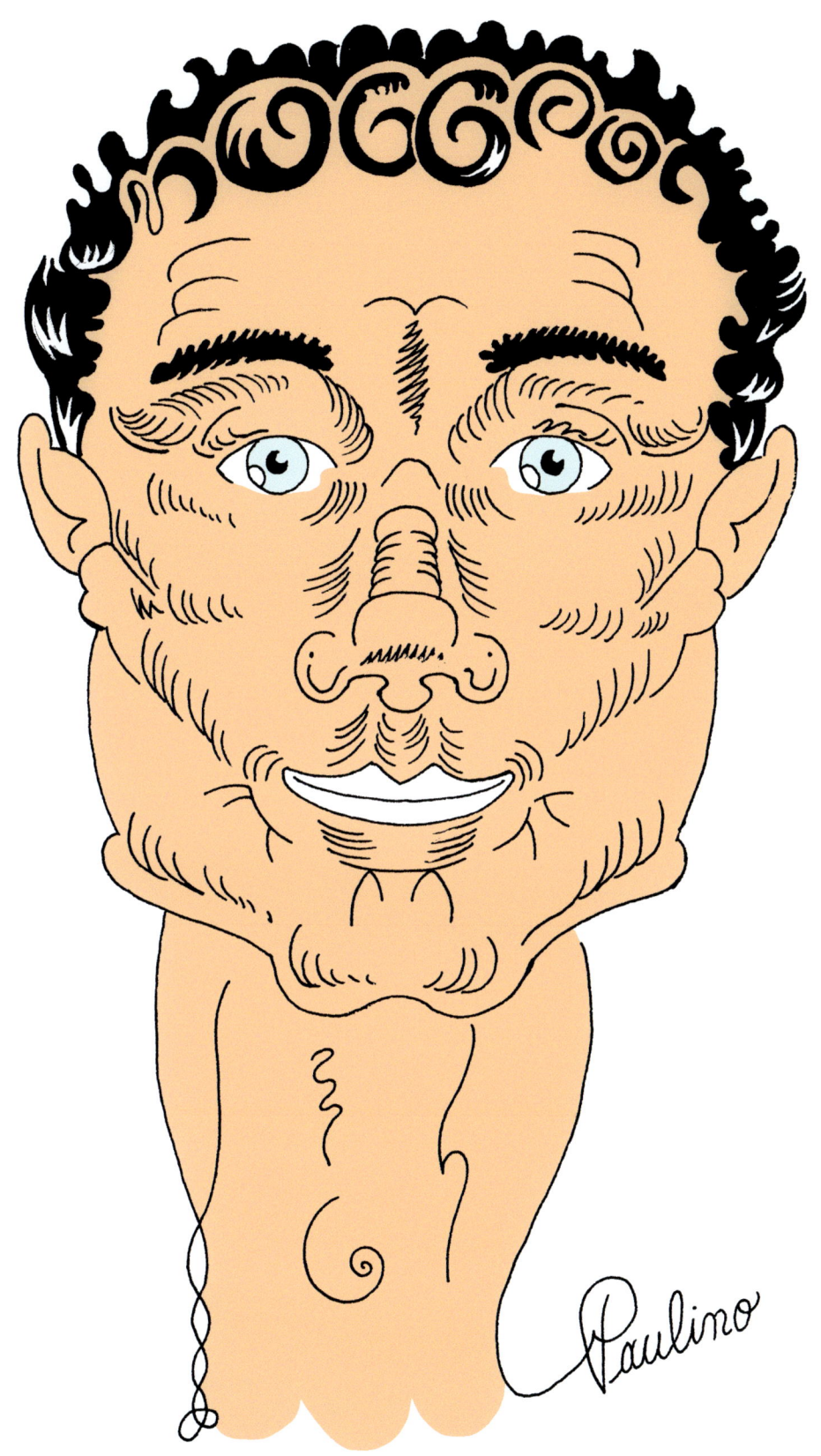

TERMINOLOGÍA ANATÓMICA

MEDIAL	Cerca del plano de simetría del cuerpo.
LATERAL	Lejos del plano de simetría del cuerpo.
CAUDAL O PROXIMAL	Cerca de la cabeza.
DISTAL	Lejos de la cabeza.
ANTERIOR	Orientado hacia adelante.
POSTERIOR	Orientado hacia atrás.
FLEXIÓN	Ejercicio articular de una extremidad para aproximarse a su extremidad homóloga.
EXTENSIÓN	Ejercicio articular de una extremidad para alejarse de su extremidad homóloga.
ADUCCIÓN	Ejercicio articular de una extremidad para aproximarse al plano de simetría del cuerpo.
ABDUCCIÓN	Ejercicio articular de una extremidad para alejarse del plano de simetría del cuerpo.
EPÍFISIS	Extremo de un hueso. Suele coincidir con el afloramiento de una articulación.
METÁFISIS	Área de transición de un hueso, es la frontera entre la Diáfisis y la Epífisis.
DIÁFISIS	Cuerpo de un hueso. Es hueco en su interior y alberga la medula ósea, una estructura de producción de sangre y células madre.
APÓFISIS	Prominencia ósea especialmente apuntada que suele enlazarse con un tendón o un ligamento.

ESPINA	Similar a la apófisis. Suele alojar un ligamento.
MALÉOLO	Abultamiento del extremo de un hueso. Suele cumplir tanto funciones articulares como de enlace ligamentario.
CÓNDILO	Abultamiento del extremo de un hueso para cumplir funciones de alta exigencia articular, donde es necesaria una amplia superficie de carga.
TRÓCLEA ÓSEA	Mortaja articular que permite una flexión sin giros.
TRÓCLEA TENDINOSA	Polea a modo de ligamento anular hilvanado por un musculo o tendón. Los ejemplos más destacados son la tróclea del Musculo Superior Oblicuo del ojo situada en el Hueso Frontal. Y el otro ejemplo es la tróclea del Hueso Hioides que aloja el paso del Músculo Digástrico.
ACETÁBULO	Articulación semiesférica de la cadera está formada por la unión de los tres huesos que componen la cadera. El Ilion el Isquion y el Pubis. El ligamento acetabular completa la articulación y es un ligamento que une el Isquion con el Pubis.
CAVIDAD GLENOIDEA	Ocupa una prominencia de la escapula. Es semiesférica y va a albergar la Cabeza Humeral.

TROCÁNTER

Hay dos trocántereres. Son prominencias del Fémur cercanas a la articulación de la cadera. Una es menor y tiene una posición medial. Y la otra es más grande y tiene una posición lateral. Su función es alojar extremos musculares fundamentalmente procedentes de la cadera. Permite el amplio luego articular de la cadera.

ACRÓMION

Es una prominencia de la Escápula que se extiende a la parte superior de la articulación glenoidea del hombro. Tiene la función de alojar una potente masa muscular como es músculo Deltoides. Cumple un Importante papel en la elevación del brazo.

DORSO

Relativo a la espalda, empeine del pie y la parte opuesta a la palma de la mano.

PLANTA DEL PIE

Superficie del pie que se presenta hacia el suelo. Sobre la que ejerce su mayor carga muscular.

PALMA DE LA MANO

Superficie de la mano que se proyecta hacia su entorno. Se adapta al mismo con el fin adaptarlo a distintas necesidades.

En Santander
a 7 de junio de 2023
Paulino Herrera Rojo.

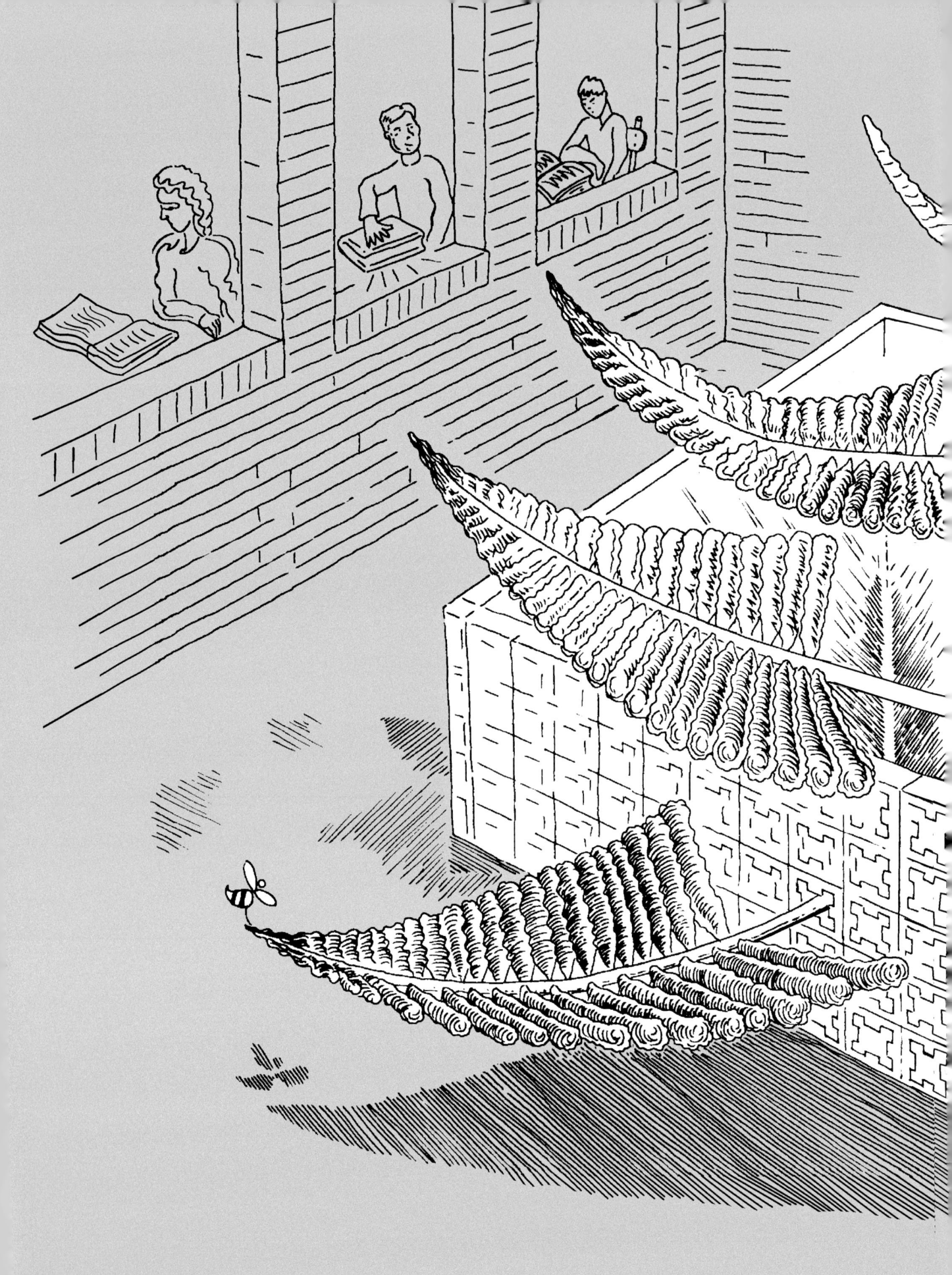

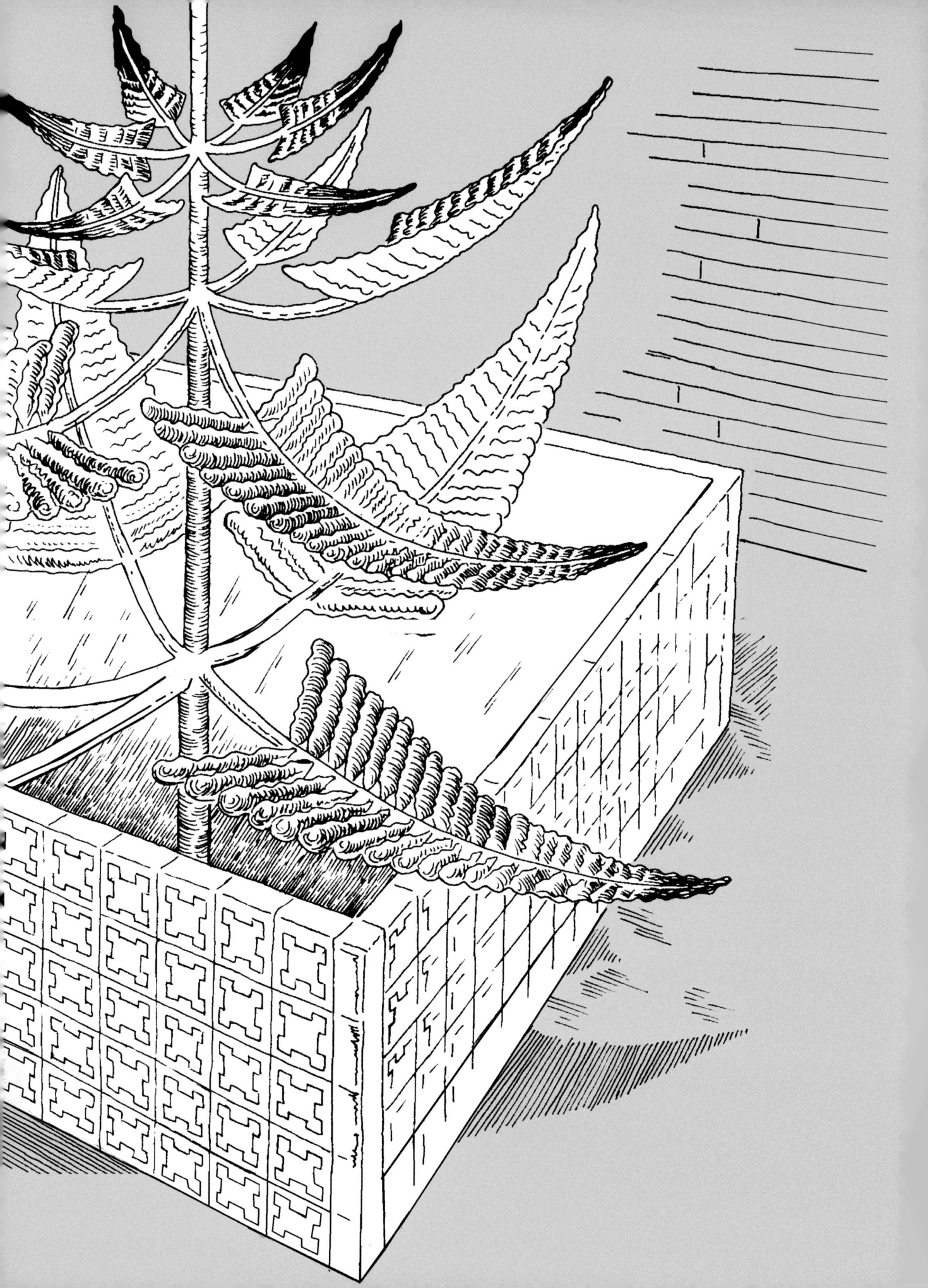

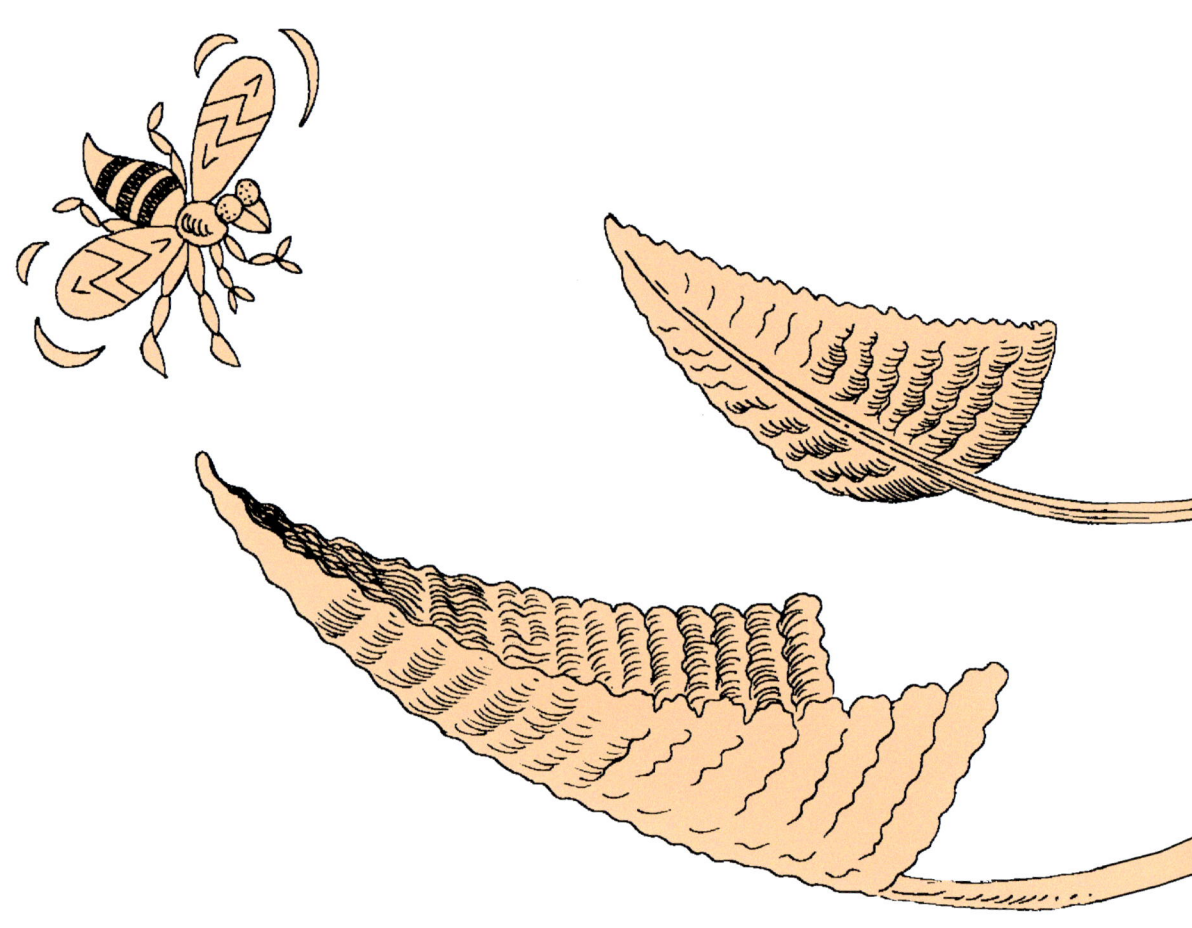